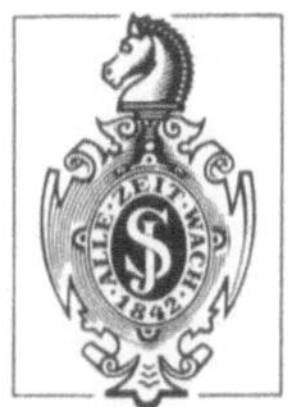

Carotisstenosen und -verschlüsse

Aktuelle Standortbestimmung in der Diagnostik, konservativen und chirurgischen Therapie

Herausgegeben von H. Heidrich

Mit 47 Abbildungen

Springer-Verlag
Berlin Heidelberg New York Tokyo 1983

Professor Dr. med. H. Heidrich
Innere Abteilung, Franziskus-Krankenhaus
Burggrafenstraße 1, 1000 Berlin 30

2. Angiologisches Symposium der Inneren Abteilung
des Franziskus-Krankenhauses Berlin
in Zusammenarbeit mit der Deutschen Gesellschaft
für Angiologie, Berlin 9.–11. März 1983

ISBN-13: 978-3-540-13030-7   e-ISBN-13: 978-3-642-93258-8
DOI: 10.1007/978-3-642-93258-8

2119/3140-543210

Inhaltsverzeichnis

Brock, M., Dorndorf, W., Heidrich, H.,
Marx, P., Reimer, F., Stockmann, U., und
Vogt, U.
"Gibt es ein verbindliches Konzept in
der Therapie von Carotisstenosen und
-verschlüssen?"

Referentenverzeichnis

Priv.-Doz. Dr. D. Banzer
Radiologische Abteilung
des Klinikum Charlottenburg
der Freien Universität Berlin
Spandauer Damm 130, 1000 Berlin 19

Prof. Dr. M. Brock
Neurochirurgische Abteilung
des Klinikum Steglitz
der Freien Universität Berlin
Hindenburgdamm 30, 1000 Berlin 45

Prof. Dr. W. Dorndorf
Neurologische Klinik
der Universität Gießen
Am Steg 14, 6300 Gießen

Prof. Dr. H. Glasner
Neurologisch-psychiatrische Abteilung
des Städtischen Krankenhauses Neukölln
Rudower Straße 56, 1000 Berlin 47

Dr. J.P. Hedde
Radiologische Abteilung
des Klinikum Charlottenburg
der Freien Universität Berlin
Spandauer Damm 130, 1000 Berlin 19

Prof. Dr. H. Heidrich
Innere Abteilung
des Franziskus-Krankenhauses
Burggrafenstraße 1, 1000 Berlin 30

Prof. Dr. P. Marx
Neurologische Abteilung
des Klinikum Steglitz
der Freien Universität Berlin
Hindenburgdamm 30, 1000 Berlin 45

Dr. F. Reimer
Internistische Abteilung
der Klinik Oberwald
Postfach 1149, 6224 Grebenhain 1

Priv.-Doz. Dr. U. Stockmann
Chirurgische Abteilung
des Franziskus-Krankenhauses
Burggrafenstraße 1, 1000 Berlin 30

Prof. Dr. U. Vogt
Neurologisch-psychiatrische Abteilung
des Städtischen Krankenhauses Moabit
Turmstraße 21, 1000 Berlin 21

Problematik der Diagnostik und Therapie von Carotisstenosen und -verschlüssen

H. Heidrich, Berlin

Die Thematik, die wir heute diskutieren wollen, scheint uns aus folgenden Gründen wichtig und aktuell:

1. In den letzten Jahren haben sich erhebliche Divergenzen in der Auffassung zur Operationsindikation zwischen Chirurgie, Innerer Medizin und Neurologie ergeben. Die Standpunkte werden hier sowohl von pauschaler Zurückhaltung wie auch zum Teil von unkritischer Operationsfreudigkeit geprägt. Dabei steht speziell die Frage in Diskussion, ob und wann bereits asymptomatische Carotisstenosen operiert werden sollen und ob sie vor peripheren Gefäßrekonstruktionen unbedingt anzugehen sind, wie das teilweise gefordert wird. Wie offen diese Frage ist, hat sich anläßlich der Tagung der Deutschen, Schweizerischen und Österreichischen Gesellschaft für Angiologie im September 1981 in Bern gezeigt.

2. Es sind aber auch erhebliche Zweifel an der Wirksamkeit einer Thrombozytenaggregationshemmung bzw. einer Antikoagulation in der Protektion von Carotisstenosen, Carotisverschlüssen und ihren Konsequenzen aufgekommen. Hier spielen dabei solche Aspekte eine Rolle, wie das Ergebnis einer kanadischen Untersuchungsgruppe zu dieser Frage, die eine protektive Wirkung zumindest bei Frauen zweifelhaft macht, sie für Männer wahrscheinlich sein läßt, aber letztlich noch keine definitive Beweiskraft hat. Prinzipielle Vorbehalte gegen eine Acetylsalicylsäure-Behandlung oder Antikoagulation haben aber Konsequenzen für die tägliche Praxis.

3.   Scheint es bei Durchsicht einer Reihe von Publika-
tionen zumindest im chirurgischen und inter-
nistischen Bereich noch immer außerordentlich
schwierig zu sein, bestimmte neurologische Symptome, die anfallsartig wie bei transitorisch-
ischämischen Attacken auftreten, auch mit ausreichender Sicherheit auf eine gleichzeitig bestehende Carotisstenose bzw. einen Carotisverschluß zu
beziehen. Man gewinnt dabei manchmal das Gefühl,
daß mehr zufällige Koinzidenzen und nicht reale,
kausale Beziehungen zwischen Symptomen und nachgewiesener Carotisstenose postuliert werden.

4.   Ergeben sich zur Zeit noch immer ganz erhebliche
Probleme in der Frage, welche nichtinvasive und
welche invasive Diagnostik zur Sicherung von Carotisstenosen und -verschlüssen sinnvoll ist. Hier
finden wir selbst an renommierten Kliniken Untersuchungsmethoden wie die Ophthalmodynamographie,
Ophthalmodynamometrie, das dynamische und das sta-
tische Hirnszintigramm vertreten, von denen wir
längst wissen, daß sie in der Entscheidung für eine operative oder konservative Therapie praktisch
keine Bedeutung mehr besitzen. Aus diesem Grund
schien uns auch hier eine kritische Orientierung
notwendig, die die Grenzen und Möglichkeiten der
nichtinvasiven und invasiven modernen Diagnostik
abstecken soll.

Lassen Sie uns deshalb jetzt eine Standortbestimmung
versuchen.

Neurologische Symptomatik bei Carotisstenosen und -verschlüssen

U. Vogt, Berlin

Zum Verständnis der mitunter erheblichen Diskrepanz zwischen dem neurologischen Bild und angiographischen Befund bei verschließenden Prozessen zuführender Hirngefäße sind einige Vorbemerkungen erforderlich.

Halsgefäßstenosen werden einerseits angiographisch nicht selten als Nebenbefunde entdeckt, ohne daß neurologische Ausfälle vorliegen, andererseits werden sie als Ursache für charakteristische neurologische Symptome, z.B. die intermittierende Carotisinsuffizienz, angesehen. Bei den extrakraniellen Verschlüssen der zuführenden Hirngefäße ist eine ähnliche Diskrepanz der Pathogenität festzustellen, da auch Carotis-interna- oder Vertebralisverschlüsse zufällig angiographisch gefunden werden, ohne daß der Patient neurologische Symptome aufweist. Auch neurochirurgische Erfahrung zeigt, daß z.B. früher vorgenommene Carotisligaturen bei inoperablen Aneurysmen oder Angiomen jahrzehntelang symptomlos vertragen wurden, ohne daß neurologische Symptome auftraten.

Drei funktionell voneinander unabhängige Arteriensysteme versorgen das Gehirn. Die beiden Carotissysteme und das Vertebralissystem. Sie sind durch den Circulus arteriosus cerebri miteinander verbunden und können in Notfallsituationen die teilweise oder komplette Versorgung eines weiteren Systems übernehmen (Abb. 1 + 2). Das normale Aufteilungsmuster des Circulus arteriosus cerebri ist allerdings nur bei etwa 50% aller Fälle vorhanden. Die höchste Zahl von Gefäßvariationen findet man im Bereich der A. communicans anterior, wobei bis zu 73 verschiedene Formen allein in diesem Gebiet beschrieben worden sind.

Von pathogenetischer Bedeutung für das Entstehen eines Insultes sind nun ebenso die Variationen am Aortenbogen. Hier interessiert besonders der gemeinsame Abgang beider Carotiden, wie es z.B. beim Truncus brachiocephalicus communis der Fall ist in ca. 11%, oder die beiden Carotiden haben sich mit der A. subclavia sinistra zu einem Stamm vereinigt, wobei im Gegensatz zum Truncus brachiocephalicus communis ein Linksabgang beider Carotiden stattfindet, oder auch die carotido-basiläre Anastomose (Abb. 3 + 4).

Im Gesamtquerschnitt der vier zuführenden Hirngefäße nehmen die Carotiden mit je etwa 30% und die Aa. vertebrales mit je etwa 20% teil.
Um hämodynamische Störungen besser zu interpretieren, wurde der Begriff der Drosselungstoleranz eingeführt. Unter Drosselungstoleranz versteht man das Ausmaß der Einengbarkeit einer Gefäßstrombahn, das noch nicht zu Gegenregulationen in der Peripherie führt. Für den Skelettmuskel ist diese gleich null. Am Gehirn des gesunden Menschen beträgt sie überraschenderweise 30 bis 50%. Das bedeutet, daß um diesen Betrag die Blutzufuhr zum Gehirn gedrosselt werden kann, ohne daß einerseits Störungen auftreten, andererseits Gegenregulationen nervaler Art einsetzen. Wird stärker gedrosselt, so werden beim Gesunden zunächst die möglichen Störungen durch Gegenregulation kompensiert. Sind die Möglichkeiten zur Kompensation erschöpft, so kommt es zu Ausfallerscheinungen. Beim Kreislaufkranken wird dieser Moment wegen des Zustandes der Gefäße oder fehlender Reserven der Herzleistung schon wesentlich früher erreicht werden. Im Rahmen dieser 30- bis 50%igen Überkompensation des tatsächlichen Bedarfs des Gehirns dient zu diesem Zweck vor allem der Circulus arteriosus cerebri.

Er kann als rein hämodynamisch wirkendes Druckausgleichsventil zwischen den vier zuführenden Hirngefäßen angesehen werden. An keiner anderen Stelle des Körpers gibt es einen ähnlichen Ausgleichsmechanismus. Man muß sich dabei darüber im klaren sein, daß der Circulus arteriosus cerebri nicht etwa nur ein Notventil bei pathologischen Zuständen darstellt, sondern daß er ununterbrochen ausgleichend in Funktion ist. Durch serienangiographische Aufnahmen konnten amerikanische Autoren zeigen, daß bereits bei normalen Kopfwendungen, wie sie täglich z.B. beim Autofahrer beim Rückwärtssetzen vorkommen, bereits Abklemmungen einer Vertebralarterie stattfinden, ohne daß dabei überhaupt subjektive Beschwerden auftreten. Dies zu wissen ist sehr wichtig, denn es bedeutet, daß jede Flexion oder Deflexion des Kopfes zu passageren Strombahneinengungen und jeder Druck auf die Halsweichteile zu Seitendifferenzen des Lumens der Carotiden führen kann, die dann über den Circulus arteriosus cerebri ausgeglichen werden müssen.

Neben der überragenden Bedeutung des Circulus arteriosus cerebri ist der Wert anderer Anastomosen für die Erhaltung der Funktion untergeordnet. So ist es sehr fraglich, ob die über die Konvexität hinziehenden meningealen Anastomosen zur Aufrechterhaltung eines Funktionsstoffwechsel ausreichend sind, wenn auch vereinzelte Beobachtungen dafür sprechen. Auch das dichte Netz von Anastomosen im Bereich der Arteriolen der kapillaren Endstrombahn hat praktische Bedeutung nur am Randgebiet eines anämischen Infarktes und reicht schon aus dem hämodynamischen Grund der ungenügenden Strömungsgeschwindigkeit nicht als Ersatzkreislauf für ein größeres Versorgungsgebiet aus.

Neben diesen Anastomosen innerhalb der Gefäße des intrakraniellen Kreislaufes spielen unter pathologischen Bedingungen die Anastomosen zwischen den intra- und extrakraniellen Arterien die wesentlichste Rolle. Das wichtigste Bindeglied innerhalb des Kollateralkreislaufes zwischen den extrakraniellen Gefäßen (A. ophthalmica) und dem Interna- und Vertebralisstromgebiet ist der obere Carotissiphonschenkel (Abb. 5, 6, 7) Abschnitt b. Bei Verschlüssen der A. carotis interna proximal der A. ophthalmica kann auf diesem Wege Blut aus der A. carotis externa den intrakraniellen Raum erreichen. Bei aufmerksamer Untersuchung des betreffenden Patienten kann man mitunter visuell und durch Palpation am Nasen-Augen-Winkel die verstärkte Pulsation feststellen.

Weitere Anastomosen gehen über einen Nebenast der A. carotis externa, die A. occipitalis, zu den Ästen der A. vertebralis. An welcher Stelle das Blut den intrakraniellen Raum erreicht, ist für die Gesamtversorgung solange gleichgültig, wie es proximal vom Circulus arteriosus cerebri einmündet, da durch diesen, wenn er intakt ist, alle Druckdifferenzen ausgeglichen werden können.

(Abb. 8) Ist die Drosselungstoleranz erschöpft, kann es im Bereich der Grenzzonen der einzelnen Gefäßgebiete zum sog. Grenzlinieninfarkt kommen; z.B. beim Posteriorverschluß im Gebiet der Fissura calcarina. Allerdings kann der gleiche Infarktbezirk auch bei einem extrakraniellen Internaverschluß beobachtet werden.

Nun zwei Übersichten (Abb. 9) über vaskuläre Syndrome, wie sie häufig publiziert werden. Diese Übersichten sind nützlich. Andererseits liegt aber die Versuchung nahe, bei dem Vorliegen eines dieser hier aufgeführten neurologischen Syndrome und dem gleichzeitigen Vorliegen einer angiographisch nachgewiesenen Gefäßstenose dies sofort in ursächlichen Zusammenhang zu bringen. Es muß aber die Pathogenität einer Stenose im Einzelfall erst nachgewiesen werden.

(Abb. 10) Bei der zweiten Übersicht wird nur zwischen den beiden großen Stromgebieten unterschieden, was am sinnvollsten ist.

(Abb. 11) Nun kurz hier eine Aufstellung von Gefäßsyndromen im Gebiet der Brücke und Medulla oblongata, die alle vor ca. 90 bis 100 Jahren beschrieben wurden, als angiographische Untersuchungen noch nicht möglich waren (z.B. Wallenberg 1895, Foville 1850 etc.). Wir wissen heute, daß diese Gefäßsyndrome wesentlich häufiger durch Drosselungsmechanismen an den großen zuführenden Gefäßen der Aa. vertebrales oder basilaris entstehen als durch thrombotische Verschlüsse einzelner Gefäßäste des Hirnstammes. Hierauf verwies auch Herr Dorndorf am Beispiel des Wallenberg-Syndroms. Als typische hirnlokale Syndrome haben sie natürlich ihren Wert behalten.

Nun einige Beispiele: (Abb. 12) Hier das Angiogramm eines 60jährigen Kaufmannes, der im August 1974 einen Schock erlitt, als ein Seilaufzug an einer Baustelle riß und vor seine Füße stürzte. Als er weiterging, wurde er ständig von Passanten auf der linken Seite angerempelt, bis er selbst bei sich einen linksseitigen Gesichtsfelddefekt bemerkte. Das rechtsseitige Carotisangiogramm zeigt einen kompletten Verschluß der A. carotis interna an der Teilungsstelle. Die linksseitige Carotisangiographie ergab eine Doppelfüllung der Internagefäße beider Hemisphären mit einer Verbindung über den Ramus communicans anterior, d.h. eine gute ausreichende Kollateralversorgung von dem li. Internagefäßsystem. Offenbar war es unter der Schocksituation zu einer Blutdruckabfallkrise gekommen, wobei die Durchblutung im Bereich des re. Occipitallappens nicht mehr ausreichte, so daß eine Hemianopsie nach li. auftrat. 8 Jahre später bestand neurologisch nur die Hemianopsie unverändert, er selbst ging seinem Anglerhobby als Rentner nach. Dies wäre ein typisches Beispiel für einen Grenzlinieninfarkt, allerdings bei einem extra-

kraniellen Internaverschluß und nicht bei einem Verschluß der A. cerebri posterior.
Hier ein Carotis-communis-Verschluß bei einer 69jährigen Frau, die seit 5 Jahren unter selten auftretenden generalisierten Krampfanfällen litt (Abb. 13). Man sieht hier den Kollateralkreislauf von der A. vertebralis zur Carotis über die A. communicans posterior, wobei das rechtsseitige Carotissystem fast vorwiegend von der Vertebralisstrombahn mitversorgt wird (Abb. 14).
Das nächste Angiogramm (Abb. 15) ist das eines seinerzeit 45jährigen Busfahrers bei der BVG, der im Anschluß an ein sehr warmes Bad eine Halbseitenschwäche links erlitt. Im Angiogramm zeigte sich das Bild einer Truncusstenose. Es wurde von Prof. Rücker ein Bifurkations-Bypass angelegt. Dies ist ein Fall, der keine arteriosklerotische sondern eine syphilitische Gefäßeinengung aufwies und der seit 7 Jahren wieder voll berufstätig ist und kein Insultrezidiv mehr erlebt hat. Besonders betonen möchte ich, daß flüchtige neurologische Symptome keineswegs ausschließlich für das Vorliegen einer Carotisstenose sprechen. Hier z.B. (Abb. 16) ein rechtsseitiger Carotisverschluß bei einem 48jährigen Patienten, der nur eine flüchtige Hemiparese links erlitt und bei der neurologischen Untersuchung am nächsten Tag keinen krankhaften Befund bot.

An diesen Beispielen wollte ich Ihnen noch einmal verdeutlichen, wie schwierig es ist, z.B. eine hochgradige Stenose oder einen drohenden Verschluß pathogenetisch dem vorliegenden neurologischen Bild zugrunde zu legen. Kommt es zu einem Verschluß und die zentripetal fortschreitende Stagnationsthrombose erreicht den oberen Carotissiphonschenkel Abschnitt b, wie vorher gezeigt, ist der Circulus arteriosus cerebri unterbrochen, und schwere neurologische Halbseitenstörungen sind die Folge.

Am Beispiel des doppelseitigen Carotis-interna-Verschlusses ist das zeitliche Auftreten und die Art der neurologischen Symptome am besten zu verdeutlichen.
Die Symptomatik, und dies gilt für alle verschließenden Prozesse, hängt einmal von Zeitfaktoren ab, wobei es von Bedeutung ist, ob der Verschluß plötzlich auftritt oder sich über Wochen allmählich entwickelt. Zum anderen von den kollateralen Ausgleichsmöglichkeiten innerhalb des Circulus arteriosus cerebri und seiner extrakraniellen Anastomosen.
Bei den doppelseitigen Verschlüssen kommt ein weiteres Moment hinzu, nämlich der zeitliche Abstand des Auftretens der beiden Verschlüsse.

Die asymptomatisch verlaufende Thrombose einer A. carotis interna ergibt folgende Möglichkeiten neurologischer Symptome bei Verschluß der Gegenseite:

1. Akute Tetraplegie mit Übergang in tiefe Bewußtlosigkeit und letalem Ausgang. (Blockierung des Carotissiphon Abschnitt b durch zentripetal fortschreitende Thrombosierung.)
2. Kontralaterale Hemiparese, wenn auf der Seite des zweiten Verschlusses der Kollateralausgleich nicht mehr voll möglich ist.
3. Homolaterale Hemiparese, wenn auf der Seite des ersten Verschlusses ein Steal-Effekt durch den zweiten Verschluß auftritt.
4. Latenter Verlauf, wenn eine völlige Kompensation möglich ist.

Eine zweite Gruppe stellen die Patienten mit einer älteren kontralateralen Hemiparese dar. Bei Verschluß der zweiten A. carotis interna stellen sich ein:

1. Kontralaterale Halbseitenschwäche, so daß eine wechselnd starke Tetraparese resultiert. Auch hier reicht der Kollateralausgleich bei dem zeitlich jüngeren Verschluß nicht mehr voll aus.
2. Homolaterale Hemiparese, d.h. Verstärkung der bereits bestehenden Halbseitenschwäche. Auch hier ist wieder ein Steal-Effekt auf der Seite des ersten Verschlusses anzunehmen, der durch den zweiten Verschluß bewirkt wurde. In 8 bis 10% wird das Auftreten generalisierter Krampfanfälle beobachtet.

Hier der Fall eines 56jährigen Fachschulingenieurs mit leerer Anamnese, keine Risikofaktoren.
Vor 7 Jahren vorübergehende Sehstörungen auf dem li. Auge für 1-2 Minuten. Suchte einen Augenarzt auf, der ihn zu einem Internisten überwies, dort Behandlung mit gefäßaktiven Medikamenten. 1 Jahr später plötzliches Versagen des li. Beines und des li. Armes. Kein Bewußtseinsverlust, kein Krankenhausaufenthalt. Besserung der linksseitigen Hemiparese unter konservativen Maßnahmen. Arbeitsaufnahme nach einem halben Jahr. Zustand stationär für 2 Jahre. Dann leichtes Rezidiv der linksseitigen Parese und Krankenhausaufnahme.
Neurologisch: Motorische und sensible Hemiparese li. leichten Grades, einschließlich Mundfacialisschwäche li. Psychisch allgemein etwas verlangsamt, sonst unauffällig.
Augenhintergrund li.: vermehrt weitgestellte Arterien; re.: unauffällig. Der frontale Ast der li. A. temporalis ist stark erweitert und zieht über die li. Stirnseite bis zum li. Nasen-Augen-Winkel (Abb. 17). RR 160/95 mm Hg.
Die Brachialisangiographie re. und li. sowie die Carotisangiographie li. ergaben einen doppelseitigen Ver-

schluß der A. carotis interna an typischer Stelle mit gutem Kollateralkreislauf über beide kompensatorisch erweiterte Aa. vertebrales und über die li. A. ophthalmica (Abb. 18, 19, 20). Nach der Vorgeschichte ist in diesem Fall anzunehmen, daß sich vor 7 Jahren (Sehstörungen auf dem li. Auge) der erste Carotisverschluß li. manifestierte, der gut kompensiert wurde, bis 1 Jahr später der Verschluß der Gegenseite eintrat.

Von den in den letzten Jahren beobachteten vier Patienten starben zwei nach 6 Monaten und 3 Jahren, wobei im ersten Fall bei einem 52jährigen Handelsvertreter operativ versucht wurde, den zeitlich jüngeren Verschluß zu rekanalisieren. Hierbei konnte eine langstreckige antegrad gerichtete Thrombendarteriektomie mit Entfernung eines Verschlußzylinders von 4 cm Länge vorgenommen werden (Klinikum Steglitz). Eine Besserung des neurologischen Bildes trat nicht ein.

Ein weiterer Patient ist mit 66 Jahren berentet und kann trotz seiner bestehenden rechtsbetonten Tetraparese seit 2 Jahren mit Stock größere Strecken laufen.

Nach unseren Erfahrungen und den in der Literatur beschriebenen Fällen ist die in der Intensität wechselnde Tetraparese, verbunden mit cerebralen Krampfanfällen am häufigsten. Neben der Dopplersonographie ist die Diagnose eindeutig durch die Viergefäßdarstellung möglich. Über den Verlauf läßt sich im Einzelfall keine bindende Aussage machen, von den ersten neurologischen Symptomen kann der Verlauf einige Minuten oder auch Jahre dauern bei rezidivierender Symptomatik und allmählicher Verschlechterung.

Weitere eigene katamnestische Erhebungen an 160 Patienten hatten im Hinblick auf die Art der neurologischen Ausfälle folgendes Ergebnis:

Ohne Berücksichtigung der Art der Gefäßveränderung fand sich ein Überwiegen der rechtsseitigen Halbseitenerscheinungen in 45% gegenüber 40% linksseitiger Sym-

ptome. Unter den Kranken mit Rechtssymptomatik hatten
7% keine aphasischen Störungen. Neben den Halbseitenerscheinungen waren Hemianopsien in 25% der Fälle am häufigsten zu verzeichnen. Generalisierte Krampfanfälle
bestanden in 12%, fokale Krampfanfälle in etwa 1%. Cerebelläre Ataxien und Tetraparesen fanden sich in 5%
der Fälle (Abb. 21).

Eine Aufschlüsselung der neurologischen Symptome nach
der Art der Gefäßprozesse unter Berücksichtigung des
befallenen Strombahnabschnittes zeigte, daß zwar in der
Mehrzahl der Fälle die neurologischen Symptome dem betroffenen Gefäßgebiet zugeordnet werden konnten, es war
jedoch nicht unbedingt die Regel. Halbseitenerscheinungen re. mit aphasischen Störungen bestanden bei den
Kranken mit Stenosen im Bereich der Internastrombahn
in 37% gegenüber 50% bei den Verschlußträgern.

60% der Kranken mit Verschlüssen im Vertebralis-Basila-
ris-Bereich hatten Tetraparesen oder eine cerebelläre
Ataxie, 20% Hirnnervenstörungen. 40% der Vertebralisverschlüsse wiesen hingegen eine linksseitige Halbsei-
tensymptomatik und Verschlußträger (Internastrombahn)
in 6% Tetraparesen auf. Eine bestehende Labilität des
hämodynamischen Gleichgewichtes wurde auch deutlich bei
Kranken mit Verschlüssen im Bereich der Internastrombahn, es fand sich ein Seitenwechsel der Halbseitenerscheinungen in ca. 12%.

Generalisierte Krampfanfälle waren doppelt so häufig
bei den Vertebralis-Basilaris-Prozessen (25%) wie bei
den Gefäßalterationen im Internastromgebiet (12%). Die
Hemianopsien betrafen ausschließlich die Kranken mit
Gefäßveränderungen im Bereich der Internastrombahn.

Die als klassisches Symptom eines Internaverschlusses
angesehene Amaurose des gleichseitigen Auges (mit oder
ohne kontralaterale Hemiparese) bestand nur bei 5% der
Kranken, wobei sich die Erblindung in einem Fall erst
4 Jahre nach dem Auftreten der ersten neurologischen
Symptome und dem angiographischen Nachweis des Verschlusses einstellte.

Generell ist zu sagen, daß die Verschlußsyndrome der
A. carotis communis, Carotis interna und der A. cerebri
media von der neurologischen Symptomatik her oft nicht
zu differenzieren sind, da sich die Lähmungsbilder völlig gleichen können.

Zusammenfassend ergeben sich daraus folgende Gesichts-
punkte:

1. Art, Schwere und Dauer der neurologischen
   Symptome lassen keinen bindenden Rück-
   schluß auf die Art und Höhenlokalisation
   des Gefäßprozesses zu.
2. Die neurologische Symptomatik muß nicht in
   jedem Fall dem erkrankten Gefäßgebiet entsprechen.

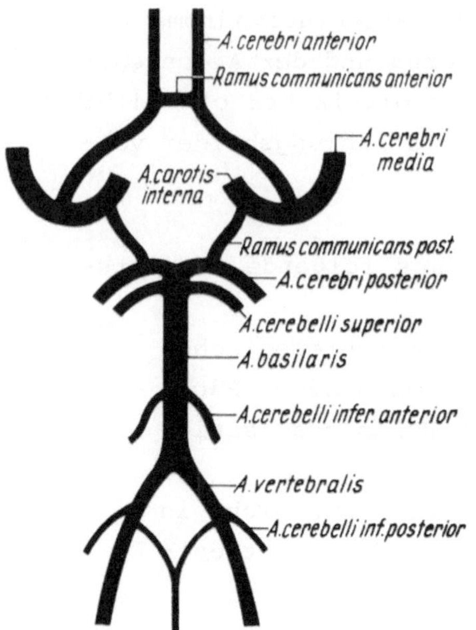

Abb.1. Normaler Circulus arteriosus cerebri

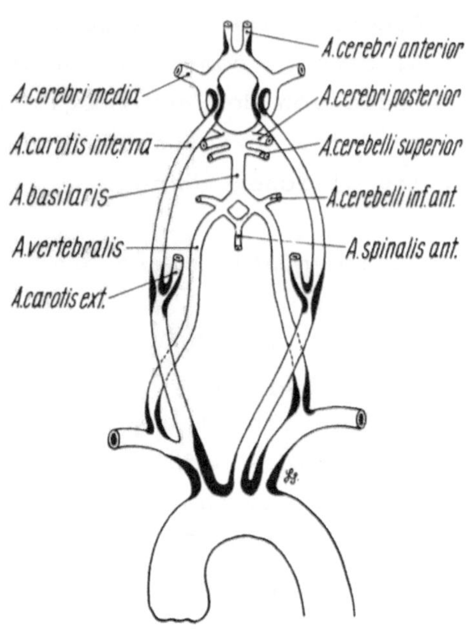

Abb.2. Hauptlokalisationen stenosierender Gefäßprozesse

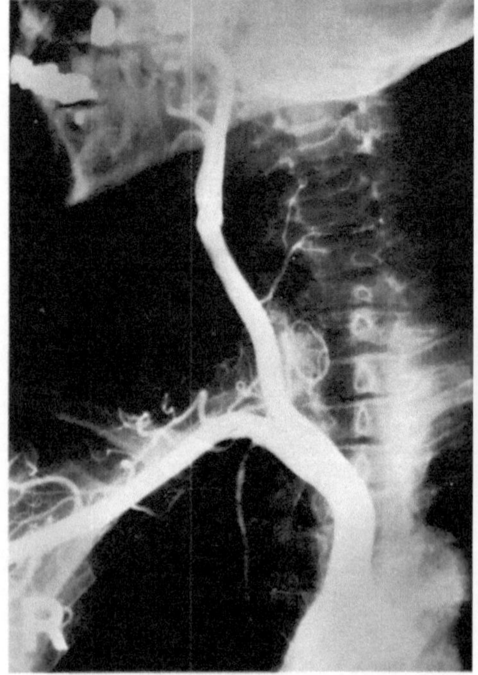

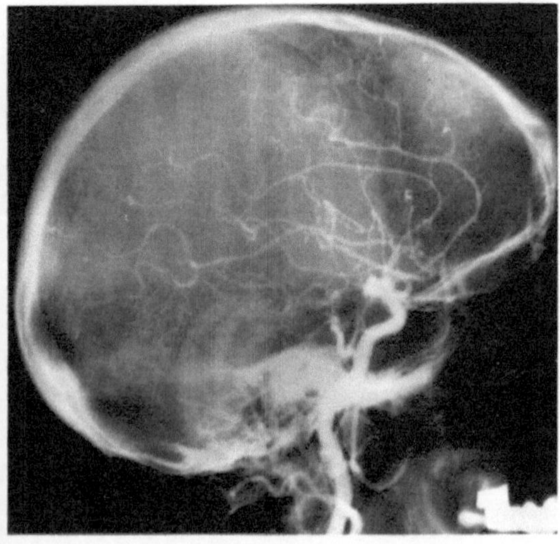

Abb.4. Hemiparese li.
Basilarisanomalie

◀ Abb.3. Hemiparese li.
Basilarisanomalie

Abb.5. Hämodynamisch wichtige Abschnitte der A. carotis interna. Abschnitt a
nimmt am Kollateralkreislauf nicht teil.
Abschnitt b: oberer Carotissiphonschenkel, wichtigster intrakranieller Kolla-
teralkreislaufabschnitt (A. ophthalmi-
ca- und A. vertebralis-Kollateralkreis-
lauf). Siehe auch Abb. 3 und 4

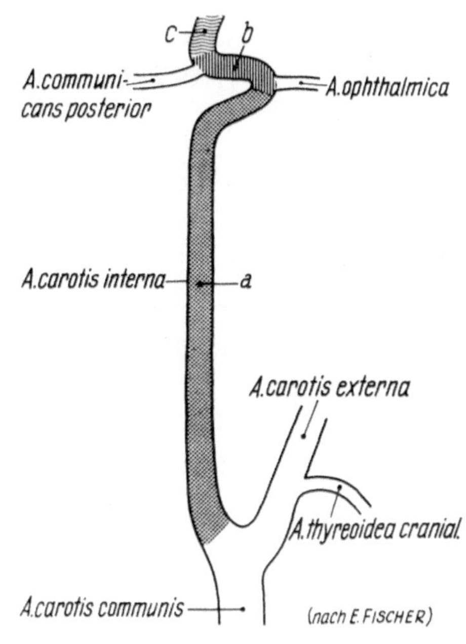

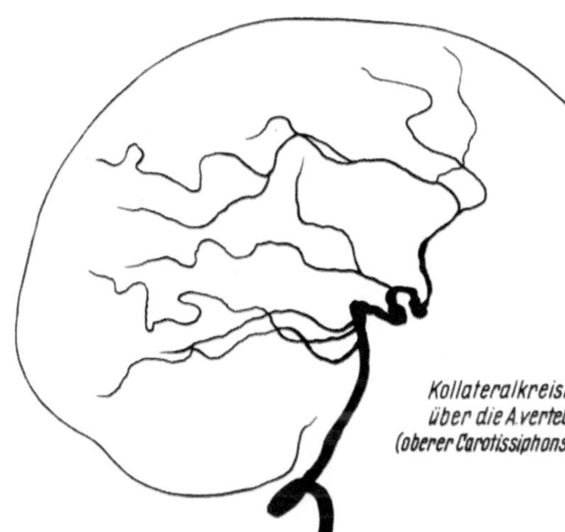

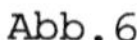

Abb.6

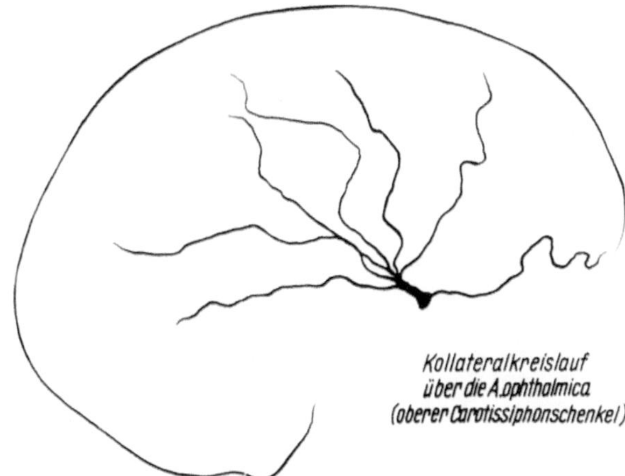

Abb.7

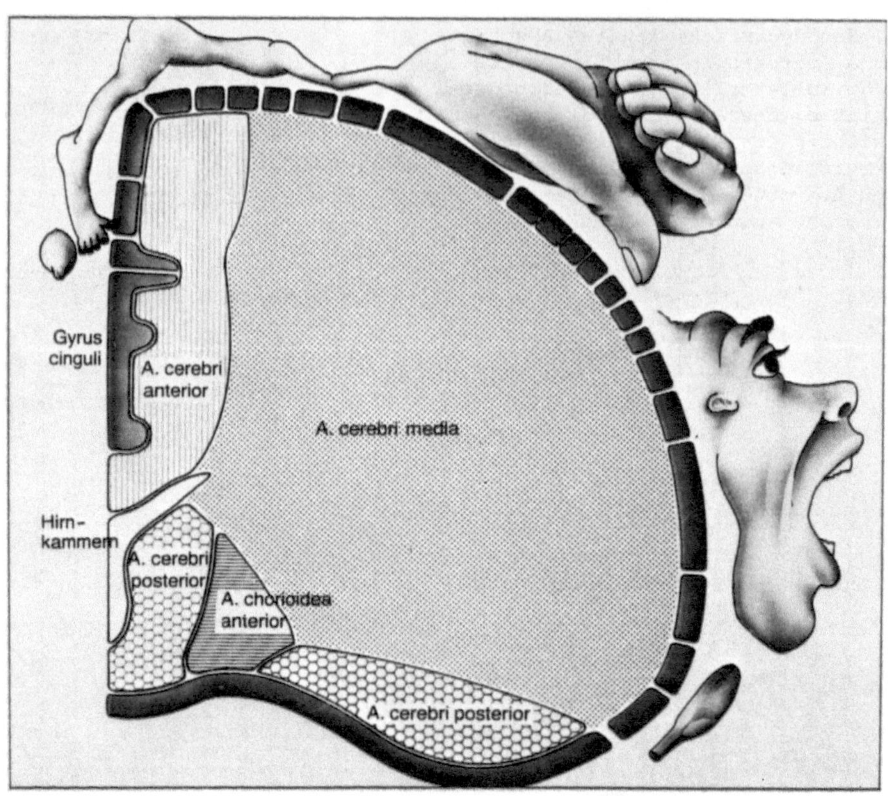

Abb.8. Arteria cerebri media

**Bei intermittierender zerebrovaskulärer Insuffizienz
(transitorisch ischämische Attacken)**

Im Versorgungsgebiet der A. carotis interna:
Amaurosis fugax
flüchtige Hemi- oder Monoparesen
flüchtige Aphasien
flüchtige Hemianopsien

Im Versorgungsgebiet der A. vertebralis:
Schwindel, Nystagmus, Ohrgeräusche, evtl.
Hörminderung (akuter Hörsturz)
drop attacks
flüchtige ein- oder beidseitige Pyramidenbahnausfälle
Synkopen

Ausfallserscheinungen im Gebiet der

A. carotis interna	Kontralateral: Hemiparese bis Hemiplegie, homonyme Hemianopsie Hemianästhesie evtl. ipsilaterale Erblindung Aphasie, wenn die dominante Hemisphäre befallen ist Psychisch: von fehlender Bewußtseinsstörung bis zum tiefen Koma
A. cerebri anterior	Kontralateral: Beinbetonte Hemiparese und Hemianästhesie
A. cerebri media	Kontralateral: Brachio-fazial betonte oder durchgehende Hemiparese und Hemianästhesie, homonyme Hemianopsie; Aphasien
A. cerebri posterior	Kontralateral: Hemianopsie. Hemianästhesie
A. chorioidea anterior	Kontralateral: Hemiparese. Hemihypästhesie, homonyme Hemianopsie
A. cerebelli posterior inferior	Wallenberg-Syndrom

Abb.9. Vaskuläre Syndrome

Karotis-Stromgebiet	Vertebro-basiläres Gebiet
Amaurosis fugax	Schwindel
Halbseitenparaesthesien	Ohrgeräusche
Aphasie, Dysphasie	Drop attacks
Motorische Halbseitenzeichen	Gangunsicherheit
Hemianopsie	Nystagmus
Apraxie	Hörstörungen
Akalkulie	Synkopen
epileptische Anfälle	Dysarthrie
	Ataxie
	Sehstörungen
	Doppelbilder
	Singultus
	Schluckstörungen
In der Regel alle Störungen auf der gleichen Seite	Häufig Störungen auf beiden Körperseiten (Alternanssyndrome)

Abb.10. Symptome zerebraler Durchblutungsstörungen

Foville-Syndrom	Kaudale Brückenhaube	Abduzens- und eventuell Fazialislähmung	Motorische Hemiparese	
Babinski-Nageotte-Syndrom	Dorsolaterale Partie des pontobulbären Überganges	Zerebelläre Ataxie, *Horner*-Komplex	Motorische Hemiparese, Sensibilitätsstörungen	Nystagmus, Lateropulsion (Gebiet der A. cerebelli posterior inferior)
Wallenberg-Syndrom	Dorsolaterale Oblongata	*Horner*-Komplex, Stimmbandparese, Gaumensegel- und Rachenhinterwandparese, Trigeminusausfall, Hemiataxie	Dissoziierte Sensibilitätsstörung	Nystagmus. Gebiet der A. cerebelli posterior inferior
Céstan-Chenais-Syndrom	Laterale Oblongata	*Horner*-Komplex, Stimmbandlähmung, Gaumensegel- und Rachenhinterwandparese, Hemiataxie	Motorische Hemiparese, Hemihypästhesie	
Avellis-Syndrom	Laterale Oblongata	Gaumensegel- und Rachenhinterwandsparese, Stimmbandlähmung	Motorische Hemiparese, Hemihypästhesie	
Schmidt-Syndrom	Laterale Oblongata	Gaumensegel- und Rachenhinterwandsparese, Stimmbandlähmung, Sternokleido- und obere Trapeziusparese, Zungenlähmung	Motorische Hemiparese, Hemihypästhesie	
Tapia-Syndrom	Laterale Oblongata	Gaumensegel- und Rachenhinterwandsparese, Stimmband- und Zungenlähmung	Motorische Hemiparese, Hemihypästhesie	
Vernet-Syndrom	Laterale Oblongata	Gaumensegel- und Rachenhinterwandsparese, Sternokleidomastoideusparese, Hemiageusie hinteres Zungendrittel, Hemihypästhesie Schlund	Motorische Hemiparese	
Jackson-Syndrom	Untere Oblongata	Zungenparese	Motorische Hemiparese	

Abb.11. Gefäßsyndrome im Gebiet der Brücke und Medulla oblongata

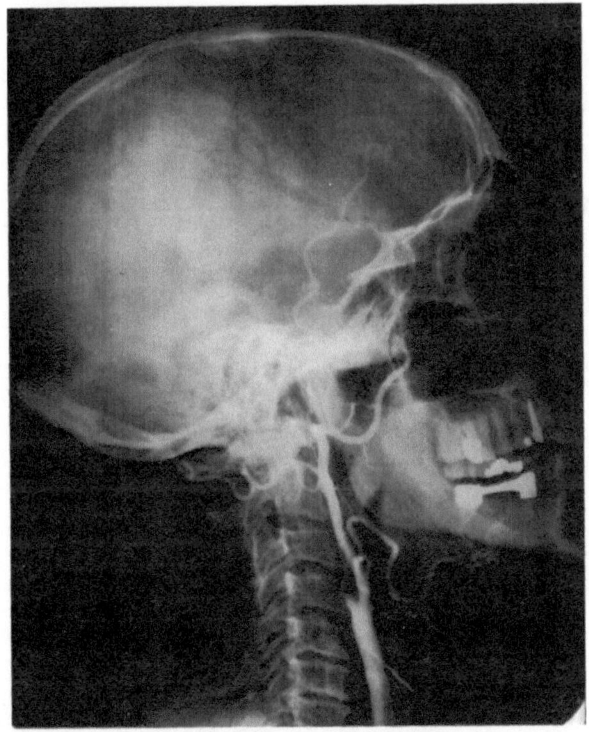

Abb.12

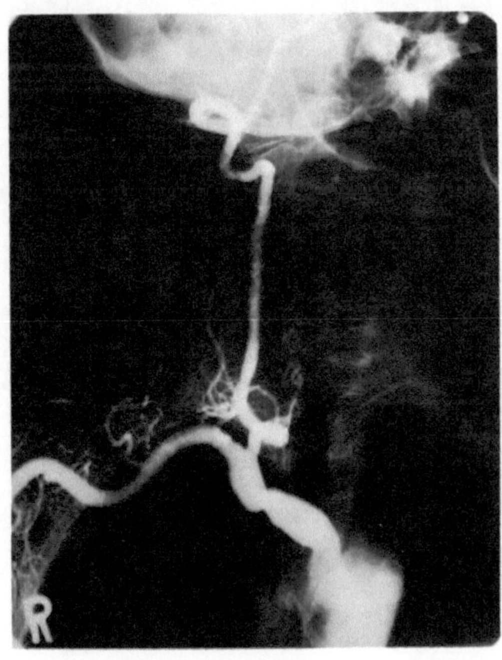

Abb.13

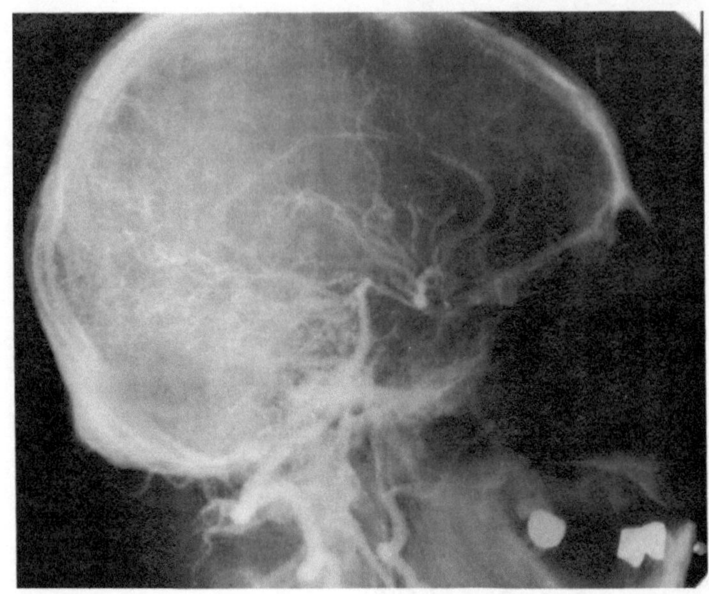

Abb.14

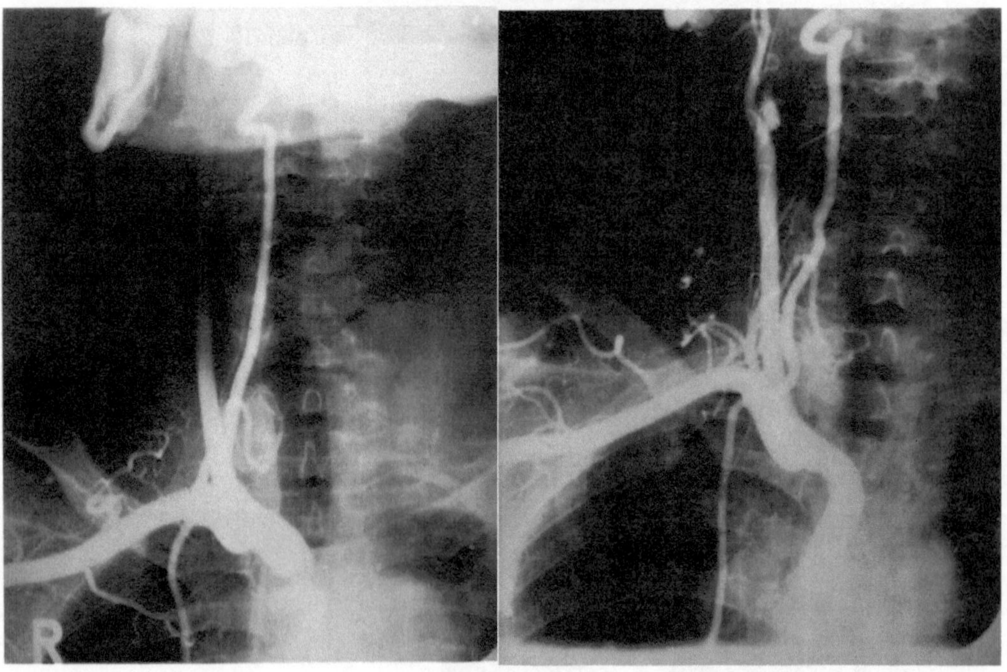

Abb.15

Abb.16

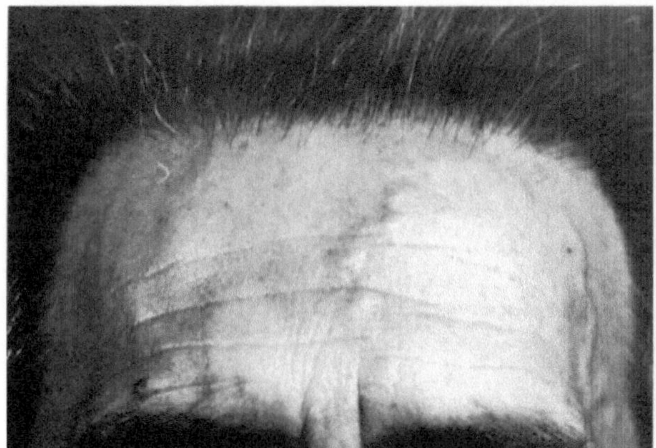

Abb.17

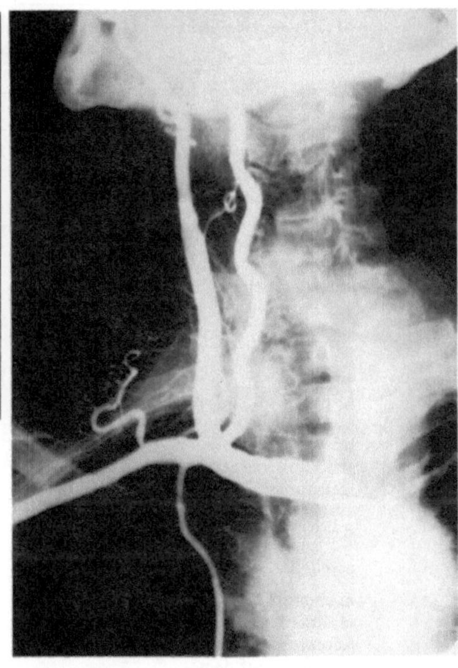

Abb.18

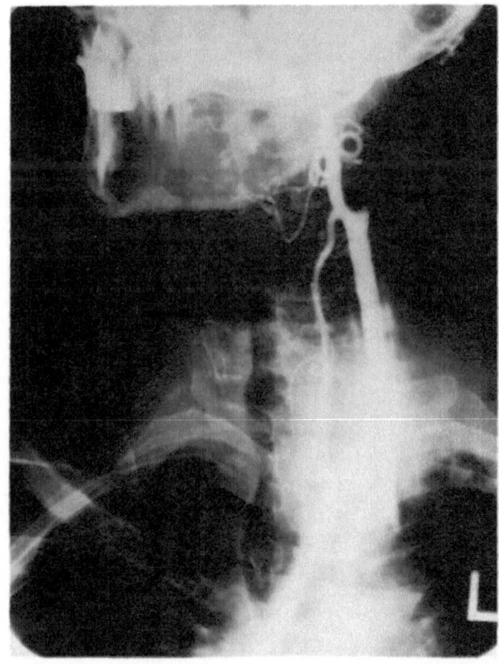

Abb.19

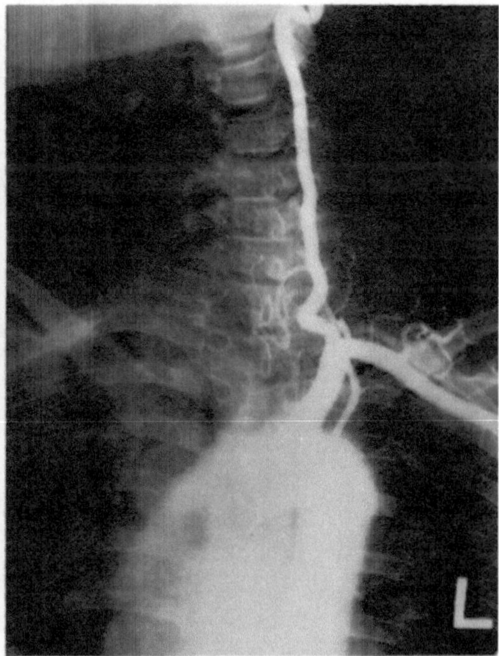

Abb.20

Art des neurologischen Bildes	Interna-Strombahn (extra-intrakraniell)		Vertebralis-Basilaris-Strombahnen (extra-intrakraniell)		Anzahl
	Stenosen	Verschlüsse	Stenosen	Verschlüsse	
Halbseitenerscheinungen re. mit Aphasien	35 59	24	– 	– –	59 38,2 % [70]
Halbseitenerscheinungen re. ohne Aphasien	10 11	1	– 	– –	11 7,1 % 45,4 %
Halbseitenerscheinungen li.	38 57	19	3 5	2	62 40,2 %
nur aphasische Störungen	4 5	1	– 	– –	5 3,2 %
Tetraparesen	2 5	3	– 3	3	8 5,1 %
Hemianopsien	22 39	17	– 	– –	39 25,3 %
Hirnnervenstörungen (III, IV, VI. u. V)	1 1	–	1 2	1	3 1,9 %
generalisierte zerebrale Krampfanfälle	12 18	6	2 2	–	20 12,9 %
fokale zerebrale Krampfanfälle	1 2	1	– 	– –	2 1,3 %
zerebelläre Ataxie	1 1	–	4 7	3	8 5,1 %
nur sensible Halbseitenerscheinungen	– –	–	1 1	–	1 0,6 %
Amaurose oder Sehstörungen auf dem gleichseitigen Auge	– 2	2	– 	– –	2 1,3 %
Seitenwechsel der Halbseitenerscheinungen	3 7	4	– 	– –	7 4,6 %
Stenosegeräusche der anderen Seite bei Nachuntersuchungen	2 4	2	– 	– –	4 2,6 %

Abb.21. 5.Gruppierung. Neurologischer Befund (bei der Aufnahme) in Relation zu den Gefäßterritorien

Diskussion - Vortrag Vogt

Heidrich:

Erlauben Sie mir eine Frage, die mir außerordentlich wichtig erscheint und bisher in Ihrem Referat ausgeklammert wurde: Wie häufig werden ischämische Insulte bzw. transitorisch-ischämische Attacken durch Embolien verursacht. Wir wissen darüber eigentlich sehr wenig, und man kann sich des Eindrucks nicht erwehren, als würden embolische Ereignisse häufiger postuliert als bewiesen werden.

Vogt:

Hier Zahlen zu nennen, ist sehr schwer. Ich tendiere mehr zu der Ansicht, daß die Embolien seltener sind als angenommen wird.

Reimer:

Ich finde, daß man als bewiesen ansehen kann, daß Veränderungen an der Carotis erstens zu einer hämodynamischen Relevanz führen und zweitens mindestens in Einzelfällen zu thrombo-embolischen Komplikationen und deshalb wäre es notwendig, daß man zuverlässige Untersuchungsmethoden hätte, die uns mögliche embolische Ereignisse besser spezifizieren lassen. Aber das fehlt m.W. zur Zeit noch.

Diskussionsteilnehmer:

Ich habe zu Ihren einleitenden Ausführungen, Herr Vogt, noch eine Frage. Sie haben auf die Bedeutung des Carotissiphons hingewiesen. Das leuchtet ja auch anatomisch ein. Kennen Sie Untersuchungen oder haben Sie selbst welche angestellt, wo die morphologischen Siphonveränderungen zu Gefäßveränderungen in anderen Bereichen korreliert wurden?

<u>Vogt</u>:

Ja. Das haben wir. Ich kann Ihnen dieses jetzt im Augenblick aber nicht in genauen Zahlen sagen. Nur ist die Siphon-Arteriosklerose außerordentlich häufig und auch in den Fällen zu finden, wo wir extrakranielle arteriosklerotische Gefäßveränderungen haben.

<u>Heidrich</u>:

Herr Vogt, es gibt immer wieder Diskussionen um die Frage, ob Knickbildungen im Verlaufe einer Arteria carotis, also ein Kinking, zu typischen spezifischen TIA-Symptomen führt. Ist das eigentlich so? Und wenn ja, wie häufig kann man erwarten, daß ein Kinking zu Symptomen eines TIA führt?

<u>Vogt</u>:

Sie wissen ja sicher alle, daß in den USA eine Zeitlang das Kinking-Syndrom operiert wurde, wenn eine entsprechende neurologische Symptomatik vorlag, weil man die neurologischen Symptome bzw. das neurologische Defizit auf das Kinking zurückführte. Um diese Zusammenhänge aber zu belegen, muß man sicher bessere Untersuchungsmöglichkeiten haben als das bisher war.

<u>Reimer</u>:

In der Bundesrepublik ist Herr Carstensen/Mülheim m.W. derjenige, der die größte Zahl an Patienten mit einem Carotis-Kinking operiert hat. Und seit er und seine Mitarbeiter die Dopplersonographie der extrakraniellen Gefäße beherrschen, ist die Zahl der Kinking-Operationen sprunghaft zurückgegangen. Ich selber kenne, sowohl aus der Angiographie als auch der Dopplersonographie, mehr als 100 Patienten, bei denen ein Kinking nachgewiesen wurde, und bei keinem einzigen Patienten fand ich, gemessen am Augenwinkelfluß, in extremen Positionen des Kopfes irgendeine Flußminderung. Wir haben ja eben von Herrn Vogt gehört, daß eine Knickbildung gut

kompensiert werden kann, so daß ich persönlich an die
hämodynamische Relevanz eines Kinkings überhaupt nicht
glaube. Das wird erst anders, wenn geknickte Gefäßstük-
ke sekundär-arteriosklerotisch verändert sind. Dann ver-
halten sie sich wie jede einfache Stenose auch. Das
heißt im konkreten Fall:
Liegt ein Kinking mit einer Lumeneinengung vor, gelten
für die Therapie die gleichen Überlegungen wie bei
nicht gekinkten Stenosen, sonst hat sie keine hämodynamische Relevanz.

Neuerburg-Häussler:
Das erscheint mir etwas problematisch, weil man bei
Patienten mit einem Kinking der Arteria subclavia und
intermittierenden Kompressionserscheinungen doch eine
relativ große Zahl von Patienten findet, die Arm-Arte-
rienembolien erlitten haben. Und dann frage ich mich,
wenn das von der Peripherie her bekannt ist, ob nicht
auch ein Kinking an der Arteria carotis mit intermittierenden Abklemmungen und gleichzeitigen thromboti-
schen Auflagerungen zu intrazerebralen Embolien führen
kann.

Heidrich:
Herr Glasner, dazu eine Frage an Sie. Sie müßten mit
dem B-Scan eigentlich sehen, ob thrombotische Ablage-
rungen an typischen Kinking-Stellen existieren.

Glasner:
Ich muß sagen, das Kinking ist für die Diagnostik mit
dem B-Scan schon eine Schwierigkeit. Wir sehen aber bei
einem Kinking etwas, was man sonst bei einfachen Gefäßverschlüssen sehr oft antrifft, nämlich eine unphysiologische Längspulsation des Gefäßes, und es ist ohne
weiteres denkbar und möglich, daß an der engsten Stelle
eines Kinking sklerotische Gefäßveränderungen aus hämodynamischen Gründen stärker ausgeprägt werden als an
anderen Stellen.

Aber ich möchte aufgrund eigener Erfahrungen auch deutlich machen, daß ein Kinking ohne arteriosklerotische Gefäßveränderungen zu neurologischen Ausfällen führen kann, wenn bestimmte Kopfhaltungen eingenommen werden. Und es ist ganz sicher auch so, daß ein Kinking hämodynamisch wirksam sein kann, wenn gleichzeitig andere Gefäßverschlüsse oder eine Herzinsuffizienz vorliegen.

Validität und Grenzen der Dopplersonographie im supraaortalen Bereich

F. Reimer, Grebenhain

Wert und Grenzen der Dopplersonographie sollen besprochen werden. Hierzu einige methodische Vorbemerkungen.

Das physikalisch-technische Prinzip der Dopplerströmungsmessung zielt darauf ab, Strömungsgeschwindigkeiten entlang eines Gefäßsegmentes zu messen. Mit Hilfe der üblichen Dopplerapparaturen ist es jedoch nicht möglich, exakte quantitative Meßergebnisse zu gewinnen. Das liegt vornehmlich daran, daß der Beschallungswinkel zur Gefäßachse niemals genau bestimmt werden kann. Somit sind allenfalls semiquantitative Messungen der Strömungsgeschwindigkeit möglich. Nun ist aber die Strömungsgeschwindigkeit eine abhängige Größe von Blutdruck, Herzleistung, Blutzusammensetzung und Gefäßquerschnitt, die alle miteinander zum Teil erheblichen Variationen inter- und intraindividuell unterliegen, so daß alle Versuche, Strömungsgeschwindigkeitsbefunde objektiv etwa als Kurve zu dokumentieren und somit vergleichbar zu machen, prinzipiell zum Scheitern verurteilt sind.
Weiterhin kommt gerade im extrakraniellen Carotisabschnitt die Möglichkeit der Verwechslung von Carotis interna und externa, vor allem bei höhergradigen Stenosierungen und gleichzeitigem Gefäßbefall beider Gefäße in Betracht, so daß zwar objektiv erscheinende Strömungsgeschwindigkeitskurven, sogenannte Hämotachygramme, vorgelegt werden können, die jedoch nicht zwingend darüber Auskunft geben, von welchem Gefäßabschnitt abgeleitet wurde.

Es hat sich im Laufe der Erfahrung mit der Methode gezeigt, daß es unter klinisch-diagnostischen und therapeutischen Gesichtspunkten weniger von Interesse ist, die Strömungsgeschwindigkeit möglichst exakt zu bestimmen. Vielmehr ist die lokale Strömungsgeschwindigkeitsänderung entlang eines Gefäßsegmentes, etwa des Überganges von der Carotis communis auf die Carotisgabel und weiter die Carotis interna von Bedeutung. Schon unter physiologischen Bedingungen ändert sich die Geschwindigkeit des strömenden Blutes nur aufgrund lokaler Änderungen des Gefäßquerschnittes. Diese lokalen Änderungen der Strömungsgeschwindigkeit machen es möglich, etwa die Carotisgabel und die Abgänge von Carotis interna und externa ganz unabhängig von absoluten Meßgrößen exakt zu definieren und zu lokalisieren. Entsprechend ausgeprägtere Veränderungen der lokalen Strömungsgeschwindigkeit werden von Wandunregelmäßigkeiten verursacht, seien sie nun stenosierend oder dilatierend. Verschlüsse, etwa der Carotis interna, bewirken eine veränderte Strömungsgeschwindigkeit im vorgelagerten Gefäßabschnitt, also der Carotis communis, welche qualitativ gut zu erkennen ist.

Aus den dargelegten Fakten folgt, daß die Dopplersonographie im extrakraniellen Carotisabschnitt ihre Informationen ausschließlich aus der Beurteilung lokaler Strömungsgeschwindigkeitsänderungen erhält, die inter- und intraindividuell erheblich variieren können, bei pathologischen Zuständen jedoch recht charakteristische Befunde ergeben, die man nach meiner Überzeugung am zuverlässigsten akustisch wahrnehmen und interpretieren kann.
Die Erkennung der lokalen Blutströmungsgeschwindigkeitsänderungen und ihre oft erheblichen Schwankungsbreiten muß ein Untersucher erst allmählich erlernen, wobei mit zunehmender Anzahl pathologischer Befunde die Interpretation der Geräuschphänomene und auch der Hämotachygramme schwieriger wird.
Zusammenfassend darf ich also festhalten, daß es sich

bei der Dopplersonographie der extrakraniellen Hirnarterien um eine Untersuchungsmethode handelt, die ihre
Befunde ausschließlich der subjektiven Interpretation
während des eigentlichen Untersuchungsganges und damit
der Erfahrung des Untersuchers verdankt. Ihre Daten
sind primär nicht objektiv, und ihre Dokumentationen,
vor allem die Hämotachygramme, können nicht mit hinreichender Sicherheit von einem Zweitbefunder, der bei der
eigentlichen Erstuntersuchung nicht anwesend war, interpretiert werden.
Wenn also über die Wertigkeit der Methode gesprochen
werden soll, so muß ich die Anwendung in der Hand eines
sehr erfahrenen Untersuchers voraussetzen, der aufgrund
seiner Kenntnisse annähernd objektive Befunde liefern
kann. Tut man dies, so ist heute unbestritten, daß die
Dopplersonographie im supraaortalen Abschnitt die zu-
verlässigste, nichtinvasive Untersuchungsmethode zur
Erkennung von Gefäßobliterationen darstellt.

Welche Möglichkeiten bietet nun diese Methode?
Tabelle 1 gibt hierüber einen Überblick. Mit hinreichender Sicherheit können folgende Fragen beantwortet
werden:

1. Sind die Carotisstrombahnen und die Aa.
   subclaviae frei durchgängig und im wesentlichen unauffällig?
2. Liegen hämodynamisch relevante extrakranielle Carotis-interna- oder externa-Steno-
   sierungen oder Verschlüsse dieser Gefäße
   vor?
3. Liegen relevante Carotis-communis-Stenosen
   oder -verschlüsse vor?
4. Besteht bei freier extrakranieller Carotisstrombahn ein hämodynamisch relevantes
   Hindernis im intrakraniellen Carotis-in-
   terna-Abschnitt zwischen Kieferwinkelre-
   gion und Abgang der A. ophthalmica, also
   etwa eine Siphonstenose?

5. Besteht eine relevante Subclaviastenose
   oder ein Verschluß, und gehen diese Veränderungen mit einem Vertebralis-Steal-Phä-
   nomen einher?

Während der letzten Tagung der Deutschen Gesellschaft
für Angiologie in Ulm, September 1982, legte Dr. Rin-
gelstein von der neurologischen Abteilung der TU Aachen
Befunde vor, die mit hinreichender Sicherheit Stenosierungen und Verschlüsse im Vertebralis-Basilaris-Kreis-
lauf erkennen lassen.
Da es sich jedoch hierbei um spezielle und zudem selten
klinisch relevante Befunde handelt, möchte ich sie
nicht weiter erörtern.

Welche Fragen kann die Dopplersonographie im supraaortalen Bereich nicht mit hinreichender Sicherheit beantworten:

1. Liegen möglicherweise embolisierende, ge-
   ringfügige Plaquebildungen an der Carotis
   communis oder interna vor?
2. Bestehen relevante intrakranielle Stenosierungen oder Verschlüsse jenseits des
   Abganges der A. ophthalmica?
3. Bestehen bei relevanten hochgradigen Carotis-interna-Stenosen zusätzlich intrakranielle Carotis-interna-Stenosierungen (etwa Siphonstenosen)?
4. Liegt eine relevante Stenosierung des
   Truncus brachiocephalicus vor?
5. Handelt es sich um ein Carotisaneurysma?
6. Liegen anatomische Varianten im extrakraniellen Carotisabschnitt vor?
7. Besteht eine Knick- oder Schlingenbildung
   der A. carotis?

Berücksichtigt man im Einzelfall neben dem rein technisch zu erhebenden Dopplerbefund Anamnese und klinischen Befund, so lassen sich manche, zunächst als unsicher erscheinende Befunde weiter erhärten, zumindest soweit, daß man weiterführende Entscheidungen, etwa eine Angiographieindikation, sinnvoll begründet treffen oder ablehnen kann.

Definiert man exakter die Validität der Dopplermethode, so ist sie derzeit ausschließlich im Hinblick auf bildgebende, nichtinvasive und invasive Verfahren abzugrenzen und dies wiederum ausschließlich unter dem Aspekt der operativen Behandlungskonsequenz einer bestehenden Gefäßläsion.
Nach den mir vorliegenden Erkenntnissen ist die Dopplermethode den nichtinvasiven bildgebenden Verfahren (B-Scan) beim rein statistischen Vergleich überlegen. Im Einzelfall mag der B-Scan wesentliche Vorteile haben, etwa bei der Diagnostik der verkalkten Plaque.
Im Vergleich zur Angiographie (Tabelle 2) erreicht die Dopplersonographie bei über 50%igen Stenosen und bei Verschlüssen der extrakraniellen Carotisstrombahn nahezu vergleichbare Ergebnisse, ist aber bei weitem kostengünstiger, unbelastend und risikolos für den Patienten. Im intrakraniellen Abschnitt ist die Angiographie naturgemäß der Sonographie überlegen.
Trotz ausreichender methodischer und untersuchungstechnischer Erfahrungen muß in etwa 1 bis 2% aller Fälle mit unsicheren sonographischen Befunden im Bereich der Carotisgabel gerechnet werden, die überwiegend Folge anatomischer Besonderheiten sind (Überlagerungen einzelner Gefäßabschnitte, kurzer adipöser Hals, große Strumen usw.).
Ferner ist zu berücksichtigen, daß die Möglichkeit der Fehlbeurteilung mit zunehmender Zahl pathologischer Veränderungen steigt. Dies gilt auch prinzipiell für alle anderen Untersuchungsarten einschließlich der Angiographie.

Unter Berücksichtigung bekannter pathologisch-anatomischer und strömungsdynamischer Erkenntnisse und aufgrund mehrjähriger Erfahrung komme ich zu folgender Beurteilung der Dopplersonographie im supraaortalen Bereich:

1. Die Dopplermethode macht bei der Erkennung und Verlaufsbeurteilung von hämodynamisch relevanten Carotisstenosen und vor deren evtl. geplanter Operation das Angiogramm in über 95% aller Fälle entbehrlich.

2. Besteht begründeter Verdacht auf einen operationswürdigen, etwa embolisierenden Carotis-interna-Plaque, so ist die Sonographie allein nicht ausreichend. Das gleiche gilt für etwa zu operierende Knick- und Schlingenbildungen sowie Aneurysmata der A. carotis. Hier muß präoperativ auf jeden Fall angiographiert werden.

3. Sofern keine operative Behandlung geplant ist, reicht zu einer Beurteilung von Carotisverschlüssen und von Subclaviastenosen und -verschlüssen die Dopplersonographie aus. Sollen derartige Veränderungen operativ angegangen werden, muß zuvor angiographiert werden.

4. Bei intrakraniellen Strombahnhindernissen vor Abgang der A. ophthalmica reicht zur Beurteilung die Sonographie aus, sofern nicht eine extra-intrakranielle Bypass-Operation geplant ist. In diesen Fällen muß ähnlich wie bei Stenosierungen oder Verschlüssen der nachgeschalteten Hirnarterien und geplanter Bypass-Operation zuvor angiographiert werden.

Abschließend möchte ich ein konkretes Beispiel aus eigener Praxis geben. Bevor ich an die Klinik Oberwald kam, wurden alle Carotispatienten präoperativ angiographisch untersucht.

In den letzten beiden Jahren dagegen wurden von 65 operierten Patienten lediglich 2 präoperativ angiographiert. Bei allen übrigen Kranken erfolgte die Operation ausschließlich aufgrund des Dopplerbefundes. Diesem Vorgehen wird immer wieder kritisch entgegengehalten, daß man ja intrakranielle Veränderungen bei gleichzeitig bestehender, hochgradiger extrakranieller Carotisstenose nicht zuverlässig erkennen könne, und man bei Kenntnis des intrakraniellen Befundes womöglich die extrakranielle Läsion nicht operieren würde.

Dieser Einwand ist prinzipiell korrekt. Ihm ist jedoch aus der Sicht des Patienten entgegenzuhalten, daß zum einen solche kombinierten Stenosen, sogenannte Tandemstenosen, eine Rarität darstellen - ich selbst habe diesen Befund bei inzwischen mehr als 150 ohne Angiographie operierten Patienten nur zweimal beobachtet, und in diesen Fällen ist den Patienten nicht geschadet worden - und daß zum anderen das statistisch kalkulierbare Risiko, welches man bei Angiographie aller in Betracht kommenden Patienten einginge, mit an Sicherheit grenzender Wahrscheinlichkeit höher läge als dasjenige der in Einzelfällen vielleicht unnötigen Operationen.

Tabelle 1

MÖGLICHKEITEN DER DOPPLERSONOGRAPHIE IM SUPRAAORTALEN
BEREICH

- Erkennung von extrakraniellen Carotisstenosen und
  -verschlüssen
- Erkennung hämodynamisch relevanter intrakranieller
  Carotis-interna-Obliterationen bei freier extra-
  kranieller Strombahn.
- Abschätzung des extrakraniellen Stenosegrades
- Lokalisation der extrakraniellen Stenosierungen
- Erkennung von Subclaviastenosen und -verschlüssen
- Erkennung von Subclavia-Steal-Phänomenen

Tabelle 2

WERT DER DOPPLERSONOGRAPHIE IM SUPRAAORTALEN BEREICH

- Billige, schmerzlose und risikoarme, beliebig oft
  wiederholbare Methode mit hoher Treffsicherheit
- Erlaubt gezielte Indikationen zur Angiographie und
  Operation
- Kann gegebenenfalls Angiographiebefund präzisieren
- Ermöglicht prä- und postoperative Verlaufskon-
  trollen

Diskussion - Vortrag Reimer

Heidrich:

Vielen Dank, Herr Reimer, für diese sehr exponierte Stellungnahme, die zweifellos nicht ohne Widerspruch bleiben kann. Bitte, Herr Glasner.

Glasner:

Herr Reimer, ich sage meinen Mitarbeitern immer, der Dopplersonograph ist eine sehr wunderbare Sache, er ist in der Lage, hämodynamisch wirksame Stenosen mit hoher Wahrscheinlichkeit zu diagnostizieren. Aber er kann nur die Spitze des Eisberges erfassen. Ich möchte damit zum Ausdruck bringen, daß im Grunde genommen der B-Scan eine ganz andere Möglichkeit bietet, auch geringe Carotisveränderungen nachzuweisen, und daß man also sicherlich nicht sagen kann, die Dopplersonographie ist methodisch in jedem Fall dem B-Scan überlegen.

Reimer:

Ja. Ich widerspreche Ihnen da nicht. Ich habe mich jetzt auf Mitteilungen bezogen, die jeweils im Zusammenhang oder im Vergleich mit der Sonographie vorgetragen wurden, und eingeschränkt, daß man kleinere Veränderungen u.U. mit dem B-Scan besser sehen könnte. Aber welche Relevanz hat es, wenn Sie eine leichte Veränderung an der Carotis interna mit dem B-Scan oder der Dopplersonographie oder auch im Angiogramm finden. Das ist ja letztlich völlig gleich, soweit es die Frage einer eventuellen operativen Konsequenz angeht. Aber meinen Sie, Herr Glasner, nicht doch, daß der Doppler dem B-Scan dort überlegen ist, wo wir eine hämodynamische Relevanz haben, d.h. also bei Gefäßeinengungen um mehr als 50% oder würden Sie ganz global sagen wollen, daß der B-Scan dem Doppler immer überlegen ist? Denn das würde ich Ihnen nicht abnehmen.

Glasner:

Nein, so würde ich das nicht sagen. Da sind wir sicher
völlig einig. Sämtliche bildgebenden Verfahren sind ja
keine funktionellen Untersuchungen. Der enorme Vorzug
der Strömungsmessung besteht darin, daß ich eine funktionelle Aussage treffen kann. Wenn es aber um die
Plaque-Bildung geht, dann ist der B-Scan der Dopplermethode offenbar weitaus überlegen. Ich meine aber, man
sollte die Methoden nicht prinzipiell gegen einander
abgrenzen, sondern die Vorzüge und Nachteile der einzelnen additiven Untersuchungsmethoden sehen. Ich würde
es für sinnvoller halten, wenn man die Schwerpunkte
oder die Vorzüge beider Methoden betont und dabei nach
der Relevanz fragt.

Heidrich:

Wenn man die klinische Praxis der letzten Jahre verfolgt, muß man sehen, daß sich aufgrund der hohen Sen-
sibilität der Dopplersonographie im supraaortalen Bereich eine auch etwas unkritische Haltung breitgemacht
hat, die man korrigieren und richtigstellen sollte. Wir
erleben immer wieder, daß Patienten, bei denen neurologische Defizite vorlagen, und bei denen eine Dopplersonographie von versierten Kollegen keinen pathologischen Befund erbrachte, keiner weiteren Diagnostik un-
terzogen wurden. Tatsächlich finden wir bei genauerer
Suche in diesen Fällen aber embolisierende Thromben aus
Mikroplaques an der Carotis, die mit der Dopplersonographie nicht erfaßt werden können. Wenn man so expo-
niert wie Sie sagt, 95% aller Patienten, die bei Ihnen
operiert wurden, brauchten keine Angiographie, dann
kann ich mich damit so nicht zufrieden geben, weil Sie
die nicht-stenosierenden Carotisveränderungen nicht
finden. Wo würden Sie den Stellenwert einer konventionellen und einer digitalen Angiographie im supraaortalen Bereich einordnen, wenn Sie einen negativen dopplersonographischen Befund und eine typische TIA-Symptomatik haben?

Reimer:
Die Angiographie ist eine potentiell gefährliche Untersuchung. Sie hat unterschiedliche Risiken, die erheblich schwanken und von der Art der Untersuchung abhängig sind. Die Letalität beträgt nach Literaturmittei-
lungen im Carotisbereich etwa 0,5% - 15%. Das sind die
Untersuchungen von Ford, über die nicht zu diskutieren
ist. Selbstverständlich würde ich einen Patienten
angiographieren, wenn er die Befunde und Symptome hätte, die Sie eben geschildert haben. Aber wenn der Patient z.B. sagt, ich lasse mich sowieso nicht operieren,
dann wird er bei uns auch nicht angiographiert. Also
ein ganz pragmatischer Zugang.

Diskussionsteilnehmer:
Herr Reimer, haben Sie Erfahrung mit Doppler-Frequenz-
analysen?

Reimer:
Mit der Frequenzanalyse habe ich selbst nur ein Gerät
kurz untersucht, aber keine sinnvolle Information damit
erhalten. Ich weiß aber, daß Frau Dr. Neuerburg-Häussler zur Zeit ein Gerät benutzt, von dem Sie den Eindruck hat, daß es ganz sinnvoll sein könnte.

Neuerburg-Häussler:
Also ich meine, wir sollten die Dopplersonographie
nicht so monoman betreiben, und die Frequenzanalyse ist
sicher nach meinen bisherigen Erfahrungen und auch nach
den Erfahrungen aus Amerika da doch eine sehr wertvolle
quantitative Hilfe. Wenn wir jetzt die Möglichkeit haben, Befunde in Zahlen auszudrücken, so ist das eine
Objektivierung, die wir nicht einfach beiseite schieben
sollten. Der Dop-Scan fordert sowohl einen erheblichen
zeitlichen wie finanziellen Aufwand, der bestimmt für
den Erfahrenen nicht mehr bringt, aber er ist vielleicht für den Anfänger und aus amerikanischer Sicht,

wo alle Untersuchungen von Technikern durchgeführt werden, ein besseres Objektivierungsverfahren als der Dopplersonograph.

Bei uns wird generell vor jeder Operation angiographiert. Das liegt an unseren Gefäßchirurgen. Natürlich gibt es dabei Fälle, wo die Angiographie bei multilokulärem Gefäßbefall ein höheres Risiko aufweist und in diesen Fällen ist eine Carotisoperation auch ohne Angiographie durchführbar. Aber sie ist sicher nicht entbehrlich in der Grauzone der Dopplersonographie, wo die Flußgeschwindigkeiten überhöht sind und wir nicht sicher sagen können, ob diese Veränderungen bereits auf eine Stenose zurückzuführen sind oder nicht.

Reimer:

Ich denke, man sollte aus der propagierten Operation ohne Angiographie kein Glaubensbekenntnis machen. Das wäre völlig falsch verstanden. Man muß aber auch die Sonographie lernen, und nach wie vor mache ich Fehler. Das wird ja nicht bestritten. Nur kann Sie auch das Angiogramm täuschen und wenn Sie mit einem Gefäßchirurgen gut zusammenarbeiten, wird er Ihnen immer wieder sagen, daß der dopplersonographische Befund korrekter war bezüglich der Funktion der Volumeneinengung als das Angiogramm. Das hat einfach etwas mit den zwei Ebenen zu tun.

Banzer:

Die Diskussion wird ja noch zeigen, inwieweit eine Angiographie noch notwendig ist. Seit wir die Dopplersonographie betreiben, haben wir eine zunehmende Zahl an Angiographien auszuführen, um die Unsicherheit der dopplersonographischen Befunde zu kontrollieren. Sollte man nicht doch irgendeine Standardisierung, Qualitäts-

sicherung oder so etwas ähnliches in der Dopplersonographie anstreben?

Heidrich:
Herr Reimer, Frau Neuerburg-Häussler: Was fordern Sie
heute als Qualitätsmerkmal für den Untersucher mit der
Ultraschall-Dopplersonde im aortalen Bereich?

Reimer:
Sie wissen, was von der Deutschen Gesellschaft für
Angiologie gefordert wird, und ich gehöre zu denen und
sage das hier auch ganz unumwunden, die das nicht für
sinnvoll halten. Wenn ich richtig orientiert bin, ist
vorgeschrieben, hundert Patienten unter Kontrolle zu
untersuchen, davon sollen mindestens 20% pathologische
Befunde sein. Aber ein Teil der Untersucher wird es
danach immer noch nicht können.

Neuerburg-Häussler:
Die Zahl 100 kommt von den Richtlinien der Kassen-
ärztlichen Vereinigung und ist eigentlich eine Zahl,
die so im Raum steht, ohne fundiert zu sein. Meiner
Erfahrung nach ist jemand nach 100 Untersuchungen in
der Lage, zumindest den Normalbefund einwandfrei
herauszufinden, braucht aber in pathologischen Fällen
sicher eine Kontrolle. Ich rechne damit, daß man 3
Monate braucht, bevor man eintrainiert ist.

Heidrich:
Es zeigt sich, daß ganz offensichtlich die individuelle
Qualität des Untersuchers entscheidend dafür ist, ob
wir einem Dopplerbefund glauben können oder nicht. Ich
glaube, daß hier nur die Ehrlichkeit gegen sich selbst
etwas bringt. Und ich glaube nicht, Herr Banzer, daß
wir Sie von den vielen Angiographien entbinden können,
die notwendig sind, um eine Qualitätskontrolle der
Untersucher mit der Dopplersonographie möglich zu
machen.

Wertigkeit des B-Scan in der Diagnostik von Carotisstenosen und -verschlüssen

H. Glasner und H. Landscheidt, Berlin

Die nichtinvasive Diagnostik von Stenosen und Verschlüssen der A. carotis in Deutschland wird an vielen
Kliniken und in Praxen mit der Ultraschall-Dopplersonographie durchgeführt. Mit ihr sind hämodynamisch wirksame Stenosen und Verschlüsse mit hoher Sicherheit zu
diagnostizieren. Zahlen zur Treffsicherheit werden zwischen 78 und 100% angegeben (REIMER 1981, WIDDER und
Mitarbeiter 1982). Leider wird dabei selten berücksichtigt, daß eine hämodynamische Wirksamkeit einer Stenose
ab einer Reduktion des Gefäßquerschnittes um etwa 80%
beginnt (BÜDINGEN und Mitarbeiter 1982). Es soll hier
nicht bestritten werden, daß mit der Dopplersonographie
Gefäßstenosen ab 50% recht gut zu diagnostizieren sind.
In diesem Zusammenhang erscheinen die Zahlenangaben aus
der Erlanger Studie zur Treffsicherheit der Dopplersonographie bei Stenosen ab 50% mit 82,4% und Komplett-
verschlüssen der A. carotis interna von 46,5% nicht un-
realistisch (RAITHEL und SCHWEIGER 1983). Auch diese
Zahlen sprechen immer noch für die gute Aussage einer
nichtinvasiven Methode. Objektiv ist also festzustellen, daß es heute nicht mehr bei Patienten mit cerebralen Durchblutungsstörungen heißen sollte: Dopplersonographisch keine hämodynamisch wirksame Stenose der
A. carotis - also carotisgesund. Vielmehr sollte mit
empfindlicheren, nichtinvasiven Methoden versucht werden, jede Gefäßwandveränderung möglichst genau zu diagnostizieren, um alle cerebral wirksamen Gefäßveränderungen der A. carotis zu erfassen; ein Versuch, der
auch schon von REIMER damit unternommen wurde, indem er
vorschlug, zwischen der hämodynamischen Relevanz und
der thromboembolischen Relevanz einer Carotisstenose zu
differenzieren.

Nur an wenigen Zentren in Deutschland und wesentlich häufiger in Gefäßlaboratorien in Amerika sind gefäßabbildende Verfahren, die als Ultraschall-Dopplerarteriographie zusammengefaßt werden, in Gebrauch. Methoden nach dem Dopplerprinzip mit Gefäßdarstellung auf einem Bildschirm haben keine wesentlich größere Empfindlichkeit als der einfache CW-Doppler, wie er an vielen Orten benutzt wird. Wir haben eine Zeit lang mit dem einfachen CW-Doppler und dem Echo-Flow-Gerät sowie mit einem ähnlichen Gerät auf dem gepulsten Dopplerverfahren von Hockanson gearbeitet.

<u>Methode</u>

Wir verwenden seit März 1982 zur nichtinvasiven Diagnostik cerebral wirksamer Gefäßveränderungen der A. carotis einen extrem hochauflösenden Duplex-Scanner (Biosound, Bio-Dynamics Inc., P.O. Box 50867, 6405 Castleway Court, Indianapolis, Indiana 46250; Hauptvertretung: Firma H. Böhm, Keithstr. 9, 1000 Berlin 30), welcher ein stark vergrößertes Bild der A. carotis liefert und gleichzeitig einen punktuell verschiebbaren, gepulsten Doppler enthält, um Flußsituationen erkennen zu können. Dieser B-Scan bietet durch seine Scan-Rate von 50 Hz und seine Bildgebung von mehr als 256 Grautönen ein kontrastreiches, stehendes Bild, bei dem auch geringe Dichteunterschiede erkennbar sind. Das Gerät verfügt über eine Auflösung von 0,3 mm in der Einstrahlrichtung und von 0,7 mm quer zur Einstrahlrichtung. Die Schallkopffrequenz beträgt 8 MHz, die Gewebeeindringtiefe ist 4 cm, die Breite des Strahles beträgt 3 cm, d.h. auf einem Monitor wird stark vergrößert ein Rechteck von 3 x 4 cm dargestellt. Mit unterschiedlichen Blenden sind besonders zarte Dichteunterschiede deutlicher darstellbar. Ein einblendbares 2mm-Raster ermöglicht, Größenunterschiede ab 2 mm zu messen und ab 1 mm zu schätzen.

Zusätzlich ist in dem Gerät eine Videoanlage vorhanden, mit der die Untersuchungen und der Untersuchungskommentar aufgezeichnet wird und jederzeit reproduziert werden kann.

Die Untersuchung des Patienten erfolgt in liegender Position, wobei es günstig ist, ihm eine Rolle unter die Schultern zu legen, damit der Hals frei wird. Der Schallkopf wird zunächst in Längsrichtung über die A. carotis unter Sichtkontrolle auf dem Monitor geführt. Die Drehung des Schallkopfes um das Gefäß von der anterioren über die laterale zu der posterioren Position ermöglicht eine genaue Gefäßwandinspektion in vielen Ebenen. Je nach Bedarf wird der Schallkopf um 90° gedreht, so daß auch der Gefäßquerschnitt untersuchbar ist. Entscheidend bei dieser Untersuchungstechnik ist der dreidimensionale Eindruck der A. carotis, wobei diese gleichzeitig auf dem Monitor 5- oder 10fach vergrößert sich darstellt, d.h. mit dieser Untersuchungsmethode erfolgt eine über die Röntgenangiographie und die Ultraschall-Dopplersonographie hinausgehende Untersuchung der A. carotis in vielen Ebenen mit einer erheblichen Vergrößerungstechnik. Bei Bedarf kommt der punktuelle, gepulste Doppler zum Einsatz, um gegebenenfalls Stenosen und Verschlüsse zusätzlich abzutasten.

Untersuchungsergebnisse und Diskussion

Die normale A. carotis communis hat einen mittleren Durchmesser von 7 bis 10 mm, im Bulbusbereich weitet sie sich etwas auf, wobei die Teilungsstelle sich unterschiedlich in die Bildebene projiziert. Die A. carotis interna hat einen Durchmesser von 3 bis 5 mm und die A. carotis externa einen Durchmesser von 2 bis 4 mm. Stets ist die A. carotis interna breiter als die Carotis externa. Aufgrund der Lage des Schallkopfes und der Größenverhältnisse ist es ohne weiteres möglich, die Darstellung der A. carotis communis, des Bulbus-

bereiches und der A. carotis interna als Einzelwertung
zu erhalten, wenn die Externa nach mediodorsal abgeht.
Die Gefäße zeigen eine physiologische Querpulsation.
Die gesunde Intima ist maximal 1 mm dick und zeigt sich
als ein zartes Häutchen auf der Gefäßinnenwand.

Pathologische Veränderungen der A. carotis werden hinsichtlich ihrer Lage, ihrer Ausdehnung und ihrer Dichte
während der Untersuchung bestimmt. Kalzifizierte
Plaquebildungen sind meist betont im Bifurkationsbe-
reich festzustellen (Abb. 1). Diese können unterschiedliche Größe mit einem unterschiedlichen Stenosegrad
aufweisen. In einem solchen Fall ist immer auch ein
Transversalbild der A. carotis erforderlich, um die
wahre Lumenprominenz zu erfassen. Auch teilkalzifizier-
te Plaquebildungen mit ulcusartiger Oberfläche stellen
kein diagnostisches Problem dar. Auch der ältere Verschluß eines Gefäßes ist aufgrund seiner teilweise vor-
handenen Kalkdichte leicht zu erkennen. Daneben zeigt
ein solches Gefäß eine unphysiologische Längspulsation
bei fehlender Querpulsation, und im Verlauf des Verschlusses verdämmert die Gefäßwand. Der gepulste Doppler gibt punktuell im Bereich des Verschlusses kein
Antwortsignal wieder.

Der nichtkalzifizierte Plaque ist während der Untersuchung aufgrund seiner hyalinen Konsistenz und seinem
Mitschwimmen im Blutstrom erkennbar (Abb. 2). Hier zeigen sich während der Untersuchung oft beängstigende
Bilder, wo jeden Moment befürchtet werden kann, daß ein
solcher Soft-Plaque von der Gefäßwand abreißt. Bei der
in Abb. 2 dargestellten Situation besteht diese jedoch
bereits bei Kontrolluntersuchungen über 6 Monate.
Ein extremer Intimaschwellungszustand bei allgemeinem
Gefäßprozeß (Abb. 3) stellt ebenfalls eine im Blutstrom
mitschwimmende und flottierende Struktur der gesamten
Gefäßinnenwand dar.

Der Nachweis von frischen Verschlüssen der A. carotis interna z.B. kann schwierig sein, da sich hier zunächst nur indirekte Hinweise wie Längspulsation des Gefäßes, fehlendes Doppler-Antwortsignal ab einer bestimmten Grenze etc., ergeben. Die Infusion lipidhaltiger Lösung (z.B. Intralipid^R 20%) führt zu einer allgemeinen Kontrastanhebung und in der Regel dann auch zu einem Sichtbarwerden dieses Verschlusses (Abb. 4).

Ein weiteres Anwendungsgebiet der nichtinvasiven B-Scan-Diagnostik ist in der Kontrolle postoperativer Befunde zu sehen. In der Regel stellen sich nach diesen Operationen glattwandige Gefäßinnenwände dar. Eine Intima ist in dem operierten Bereich in der Regel nicht mehr nachweisbar (Abb. 5).

Grenzen dieser nichtinvasiven Diagnostik sind nicht in technischen Bedingungen gelegen. Die hohe Grauabstufung dieses Gerätes erlaubt sogar den Nachweis und die Darstellung sehr geringer Dichteunterschiede, so daß Verschlüsse und Soft-Plaquebildungen etc. sichtbar werden. Bei guten anatomischen Bedingungen ist es möglich, auf die Angiographie zu verzichten. Wir wissen von einem Fall im Franziskus-Krankenhaus und einem Fall in unserer Klinik, bei denen sich der Ultraschallbefund intraoperativ ohne Angiographie bestätigt hatte. Ungünstige anatomische Bedingungen, wie ein kurzer und dicker Hals, eine hohe Teilungsstelle der A. carotis communis oder ein mediodorsaler Abgang der Carotis interna, können das Untersuchungsergebnis allerdings negativ beeinflussen. In seltenen Fällen kann auch bei älteren Menschen die Untersuchung durch eine Minderbeweglichkeit der Halswirbelsäule oder auch bei Patienten mit einem M. Bechterew in ähnlicher Weise erschwert sein. Diese im Patienten gelegene Schwierigkeit führt letztlich dazu, daß die Methode in einer Stichprobe eine Treffsicherheit von ungefähr 80% hinsichtlich angiographischer Befunde hat (Tabelle 1).

Ähnlich wie WIDDER und Mitarbeiter 1982 ist jedoch auch
der Vergleich mit der Angiographie in diesem Fall nicht
immer statthaft, da die B-Scan-Darstellung ein vergrößertes Bild der A. carotis in vielen Ebenen liefert,
wohingegen die angiographische Darstellung der A. carotis ein relativ kleines Bild in zwei Ebenen gibt.
Plaquebildungen im Schrägdurchmesser können sich dabei
dem Nachweis entziehen. Auch isolierte Plaquebildungen
unter 3 mm sind nicht erkennbar. Auch die Natur der Lumenprominenz ist in dem Positiv-Negativ-Bild der Kon-
trastangiographie in der Regel nicht erkennbar.

Letztlich ist noch festzustellen, daß die Treffsicherheit der Methode mit den Untersuchungsergebnissen über-
einstimmt, wie sie von WIDDER und Mitarbeitern 1982
dargestellt wurden.
Auch zu den Untersuchungsergebnissen hinsichtlich der
Treffsicherheit von ZEITLER und Mitarbeitern aus dem
Jahre 1980 besteht kein grundsätzlicher Unterschied.
Auf den Einfluß der Darstellbarkeit der A. carotis interna und ihrer Beziehung zu der diagnostischen Treffsicherheit ist bereits an anderer Stelle eingegangen
worden (COMEROTA und Mitarbeiter 1981).

Es ist damit festzustellen, daß für die Untersuchungen
der A. carotis bei Patienten mit cerebralen Durchblutungsstörungen ein hochempfindliches bildgebendes Verfahren zur Verfügung steht. Die Untersuchung mit einem
Duplex-Scanner führt zu vergrößerten Darstellungen der
A. carotis, wobei während des Untersuchungsvorganges
eine dreidimensionale Gefäßdarstellung sich anbietet.
Umschriebene Veränderungen der Gefäßinnenwand unterschiedlicher Dichte und Kalzifikation bis hin zu voll-
ständigen Verschlüssen sind dabei mit hoher Treffsicherheit nachzuweisen. Auch ein allgemeiner Gefäßprozeß
mit diffusen Intimaquellungszuständen ist zu erkennen.

<u>Zusammenfassung</u>

Erfahrungen mit einem hochauflösenden Real-Time-B-Scan (Biosound) mit einem punktuell gepulsten Doppler werden berichtet.

Dieser Duplex-Scanner führt zu einer genauen Lokalisation umschriebener Gefäßwandveränderungen an der Vorder-, Rück- oder Seitenwand des Gefäßes. Die Art und die Größe der Veränderungen sind feststellbar. Unterschiedliche Kalzifikationsgrade und Oberflächenstrukturen mit der wichtigen Diagnose des ulcerierten Plaque sind möglich. Verschlüsse können sichtbar dargestellt werden und sind auch durch das fehlende Doppler-Antwortsignal in diesem Bereich zu erkennen. An einer Stichprobe von 53 Untersuchungen ergab sich eine Treffsicherheit zu der Angiographie von etwa 80%. Bei geringen Gefäßwandveränderungen ist die Methode der Angiographie überlegen.

Tabelle 1

Vergleich der ultraschall-dopplerarteriographischen (A) und röntgenologischen(B)
Befunde bei 53 Untersuchungen der Arteria carotis communis et interna.

Es fanden sich bei 42 Gefäßuntersuchungen ($\sim$80%)
gleichlautende Ultraschall- und Röntgenbefunde.

Die 11 zum Teil nur leicht divergierenden Befunde
verteilen sich wie folgt (N = Anzahl der Untersuchungen):

	B		
	Stenose < 50%	Stenose > 50%	Verschluß
A Stenose < 50% N = 3	-	3	0
Stenose > 50% N = 4	2	–	2
Verschluß N = 4	3	1	-

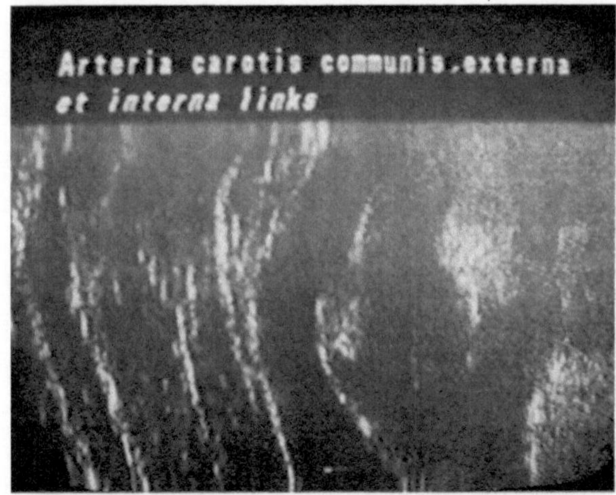

Abb.1a

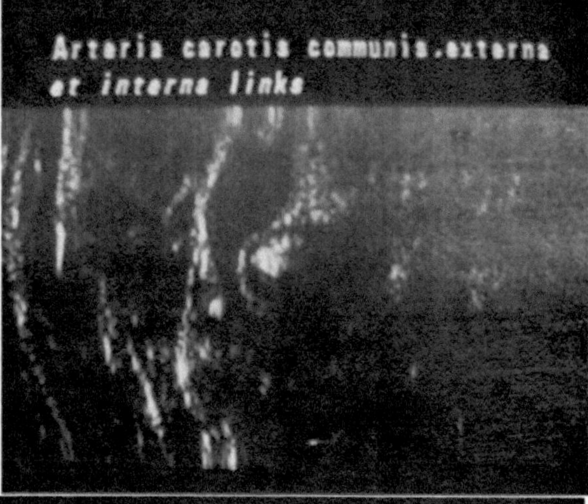

b

Abb.1a,b. Carotisbifurkation im
Längs- (a) und Quer- (b) bild
mit aneurysmatischer Aufwei-
tung der A.carotis interna
und O,5 cm langen kalzifizier-
ten (Hard) Plaque mit 3mm
Lumenprominenz

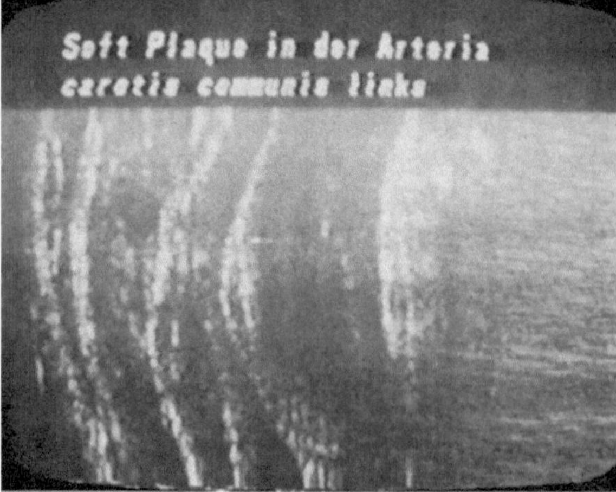

Abb.2. Nichtkalzifizierter
(Soft) Plaque an der dorsalen
Wandung der A.carotis communis links und unphysiologische Längspulsation mit
einer Längsausdehnung von
3 cm und Lumenprominenz von
max. 4 mm

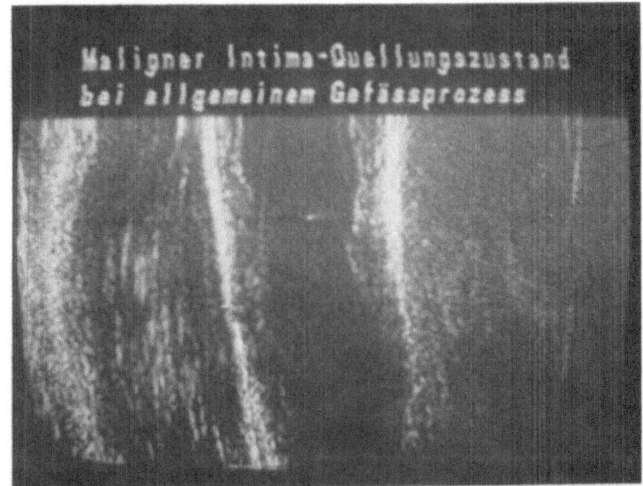

Abb.3. Allgemeine Intima-
quellung mit Lumenpromi-
nenz bds. von 2 bis 4 mm
im Bereich der A.carotis
communis

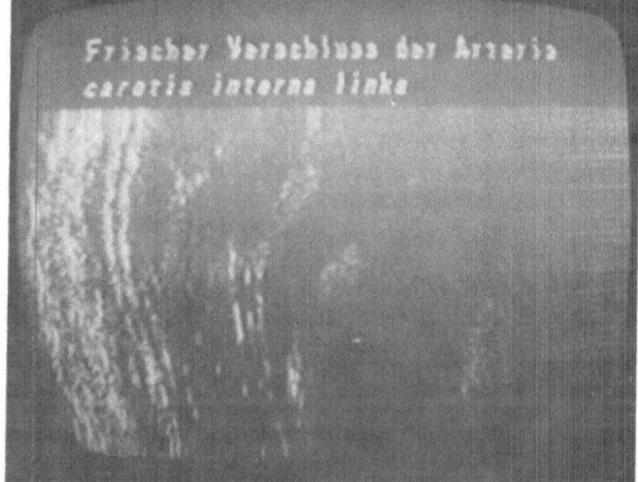

Abb.4a

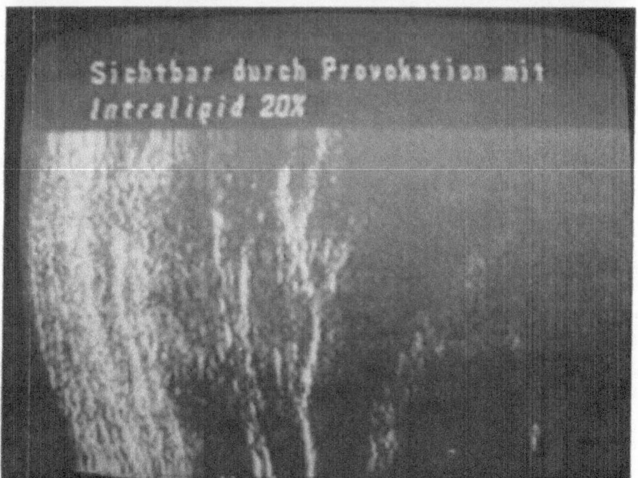

b

Abb.4a,b.Frischer Verschluß
der A.carotis interna
links. a zunächst nicht
sichtbar und nur an in-
direkten Ultraschallkri-
terien erkennbar.
b sichtbar nach Provoka-
tion und Infusion von 500 ml
lipidhaltiger Lösung
(Intralipid 20 %)

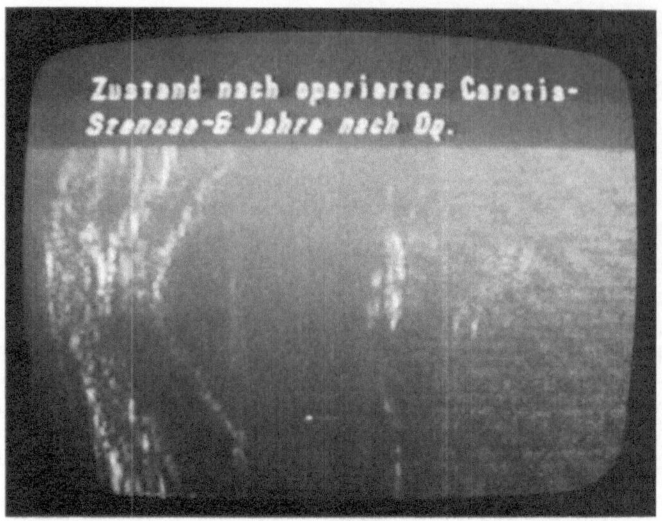

Abb.5. Bulbus carotis und Eingang der A.carotis
rechts 6 Jahre nach TEA

L I T E R A T U R

BÜDINGEN, H.J., V.REUTERN, G.H., FREUND, H.J.:
Dopplersonographie der extrakraniellen Hirnarterien
Thieme, Stuttgart, 1982

COMEROTA, A.J., CRANLEY, J.J., COOK, S.E.:
Real time B-mode Carotid imaging in diagnosis of
cerebrovascular disease
Surgery 89, 718-729 (1981)

GLASNER, H.:
REAL-TIME-B-SCAN der Arteria carotis
Deutsche Gesellschaft für Neurologie, Bd. 3,
(im Druck) 1983

RAJTHEL, D., SCHWEIGER, H.:
Ultraschall-Euphorie wurde ganz schön gedämpft
Hospital Tribune 3, 1983

REIMER, F.:
Die Ultraschall-Doppler-Sonographie der
supraaortalen Arterien
Verein zur Bekämpfung der Gefäßkrankheiten - Verlag,
Grebenhain, 1981

WIDDER, B., CHRIST, K.J., KORNHUBER, H.H.:
Verbesserter Nachweis extracranieller Stenosen und
Plaques der Arteria carotis durch Kombination von
B-Bild Echo-Arteriographie und Doppler-Sonographie
Arch. Psychiatr. Nervenkr. 231, 391-407 (1982)

ZEITLER, E., GREILING, H.W., ROTH, F.J., FRIEDMANN, G.:
Computertomographie, B-Scan-Sonographie und cerebrale
Angiographie bei Carotis-Obliterationen
Dtsch. med. Wschr. 105, 715-719 (1980)

Diskussion - Vortrag Glasner

Straub:

Ist es bei Ihnen nicht möglich, die Gabelungsstelle, also die Carotisgabel darzustellen, denn das ist ja eigentlich der Bereich, den wir gern übersehen möchten, weil sich hier die pathologischen Befunde häufen.
Wie lange dauert es auch, bis Sie die nötige Übung haben, und wie lange dauert es, wenn Sie als Geübter die Untersuchung durchführen, und wie kalkulieren Sie den Preis Ihrer Untersuchung ein?

Glasner:

Die Carotisgabel ist eigentlich immer darstellbar. Man kommt lediglich bei hoher Carotisteilungsstelle nicht sehr weit in die Interna hinein. Eine Untersuchung dauert bei einem Patienten mit Normalbefund im Längs- und Querschnitt einer Carotis ca. 5 Minuten. Die Teilungsstelle der Arteria carotis externa und interna stellt sich meines Erachtens mit diesem Gerät leicht dar. Und wir können die Arteria carotis externa getrennt mit dem Schallkopf von der Interna darstellen. Und die Externa hat einfach einen geringeren Breitendurchmesser. Die Kosten der Untersuchung kann ich Ihnen nicht nennen. Das Gerät ist nicht ganz billig. Der Anschaffungspreis beträgt etwa 250.000,-- DM, und wegen des Preises denke ich, daß das Gerät nur an größeren Zentren stehen kann und auch da nur weiterführende Informationen gegenüber dem einfachen Doppler bietet.

Diskussionsteilnehmer:

Ich möchte dieser etwas optimistischen Einschätzung, was das Erlernen anbelangt, aus leidvoller persönlicher Erfahrung eigentlich widersprechen. Ich habe ein halbes Jahr gebraucht, bevor ich wirklich vernünftige, reproduzierbare Ergebnisse mit diesem B-Scan liefern konnte. Und ich möchte auch noch auf eine ganz andere Sache eingehen, nämlich auf das, was Sie ganz am Anfang ansprachen: Die Tatsache, daß Doppler und B-Scan keine konkurrierenden Verfahren sind, sondern Verfahren, die sich ergänzen. Ich kann das mit Zahlen belegen. Wir haben jetzt 100 Patienten angiographiert, bei denen Doppleruntersuchungen und B-Scan vorher gemacht worden waren. Wir haben bei den unter 50%igen Stenosen mit dem B-Scan etwa eine Trefferquote, die bei 70 - 80% liegt, wobei man natürlich sagen muß, daß wir sehr häufig Plaques, die wir in der Angiographie nicht sehen, nachweisen konnten. Wir haben aber bei den Stenosen von über 80% nur eine Trefferquote, die etwa zwischen 40 und 50% liegt. Das heißt, wir können mit dem B-Scan ganz hochgradige Stenosen unter Umständen übersehen. Und wir haben, wenn wir nicht ganz konsequent den Dopplerteil mitbenutzen, im B-Scan auch das eine oder andere Mal Verschlüsse übersehen. So daß wir praktisch bei jedem Patienten jetzt grundsätzlich eine Doppleruntersuchung machen und dann nur den B-Scan als Ergänzung dazu benutzen. Wir verwenden dabei einen Diasonic mit 7,5 MHz und einen gepulsten Doppler.

Glasner:

Es ist meines Erachtens ganz entscheidend, daß für den Nachweis von Verschlüssen eine hohe Grauabstufung des Gerätes möglich ist. Es ist richtig, was Sie sagen, daß Verschlüsse schwer zu diagnostizieren sind. Das haben Sie auch an dieser Provokation mit Lipiden gesehen. Aber auf der anderen Seite sehen wir, daß wir aufgrund der hohen Empfindlichkeit unseres Gerätes doch 8 von 10 Verschlüssen erfassen können, und es gehört mit dazu, daß das Bild mit dem gepulsten Doppler überprüft wird.

Reimer:

Sie machen ja grundsätzlich, Herr Glasner, wenn Sie eine Infusion vornehmen, aus der nichtinvasiven Methode mit dem ganzen Vorteil der Nichtinvasivität eine invasive Methode. Und diese Lipidlösungen, die Sie verwenden, haben ja Ihre Nebenwirkungen. Haben Sie da nicht irgendwelche Befürchtungen, daß Sie einen Vorteil, den die Nichtinvasivität hat, vielleicht aufgeben.

Glasner:
Nein. Das heißt nicht, daß wir jeden Tag solche Lipid-Provokationen durchführen. Wir machen das nur in seltenen Fällen. Insofern, glaube ich, spielt dieser Vorwurf in der Praxis keine Rolle.

Heidrich:
Herr Glasner, würden Sie glauben, daß der B-Scan dort seinen Stellenwert hat, wo die Dopplersonographie keinen pathologischen Befund ergibt oder nicht genau zu interpretieren ist. Das heißt also immer dann, wenn eine neurologische Ausfallssymptomatik vorliegt und nicht gleichzeitig eine über 50%ige Stenose besteht.

Glasner:
Ganz klar, der B-Scan ist bei geringeren Veränderungen der Carotis und des Gefäßsystems im extrakraniellen Bereich wesentlich aussagekräftiger als der Doppler.

Heidrich:
Noch eine gezielte Frage: Wann sehen Sie aufgrund eines B-Scan-Befundes eine Indikation zu einer zusätzlichen Angiographie, wann angiographieren Sie sofort und verzichten auf eine B-Scan-Untersuchung, und wann wird ein B-Scan durch eine Angiographie ergänzt?

Glasner:
Eine Angiographie ist immer indiziert, wenn ein anatomisch unklarer Befund vorliegt, z.B. dann, wenn die Qualität des Bildes nicht zufriedenstellend ist. Es wird immer angiographiert, wenn die Klinik es in Zweifelsfällen erfordert. Wir lassen auch vor jeder Operation angiographieren.

Angiographische Diagnostik von Carotisstenosen und -verschlüssen

D. Banzer, Berlin

Trotz der Fortschritte der nichtinvasiven diagnostischen Verfahren bleibt die angiographische Darstellung des Aortenbogens und seiner Äste einschließlich der intracerebralen Gefäße die Methode von höchster morphologischer Aussagekraft. Die Darstellung von Gefäßläsionen war allerdings bisher nur möglich durch eine invasive Untersuchungstechnik, die ein speziell ausgebildetes Untersuchungsteam erforderte.
Durch die Einführung der transvenösen digitalen Subtraktionsangiographie konnte eine methodische Vereinfachung erreicht werden, die es gestattet, bereits jetzt, vor allem im extrakraniellen Anteil der Carotis, entscheidende diagnostische Hinweise zu geben.
Mit Verbessserung der digitalen Technik sowie Einführung digitaler Aufnahmeverfahren auch im Rahmen der konventionellen angiographischen selektiven Katheterisierung, sind in naher Zukunft weitere diagnostische Fortschritte zu erwarten.

Im folgenden soll die Technik der konventionellen Katheter-Angiographie sowie der digitalen Subtraktionsangiographie dargestellt werden. Die bildgebende Leistung der Verfahren soll demonstriert werden. Inwieweit das Gezeigte im Rahmen der gesamtklinischen Diagnostik weiterführt, und somit eine Indikation für die hier aufgezeigten Untersuchungsmöglichkeiten besteht, muß der klinischen Gesamtbetrachtung überlassen werden.

Methodik

1. Zur Darstellung des gesamten extra- und intrakraniellen Carotiskreislaufs in konventioneller angiographischer Technik wird ein Katheter über

einen peripher-arteriellen Zugang (gewöhnlich die
Arteria femoralis) eingeführt. Die Untersuchung
erfolgt in Allgemeinsedierung oder Narkose. Zur
Katheterisierung des Aortenbogens wird ein soge-
nannter Pigtail-Katheter (F 7), zur selektiven Katheterisierung der Carotis communis, Carotis interna und Carotis externa werden verschieden vor-
gebogene Katheter (Sidewinder, Headhunter F 5-7)
in die entsprechenden Gefäße vorgeschoben. Io-
nische bzw. in letzter Zeit nichtionische Röntgenkontrastmittel (ca. 300 mg Jod/ml) werden in einer
Gesamtmenge von 50-60 ml für die Aortographie und
4-7 ml für die selektive Carotisdarstellung injiziert. Die Flußgeschwindigkeit beträgt bei der
Aortenbogendarstellung 28-30 ml/sec. Die selektive
Darstellung erfolgt gewöhnlich mittels Hand-
injektion.

2. Bei der digitalen Subtraktionsangiographie (DSA),
die in den letzten Jahren vor allem von MISTRETTA
(6) und anderen (1, 3, 4, 9) entwickelt wurde,
sind grundsätzlich zwei Verfahrenswege zu unter-
scheiden:

a) Transvenöse digitale Subtraktionsangiographie:
Hierbei wird eine Cubitalvene punktiert bzw. über
eine Cubitalvene ein Katheter (F 5) bis in die Ca-
va superior vorgeschoben. Über eine Druckspritze
werden 20-30 ml Röntgenkontrastmittel (ca. 350 mg
Jod/ml) injiziert und eine digitale Aufnahmeserie
der zu untersuchenden Region angeschlossen.

b) Direkte arterielle digitale Subtraktionsangiographie:
Hierbei wird mittels dünnlumiger Punktionskanüle
oder mittels eines Katheters (F 5), der in übli-
cher Technik in das arterielle System eingeführt
wird, eine direkte Kontrastmittelinjektion von ca.

0,5-5 ml (ca. 200-300 mg Jod/ml) injiziert und eine digitale Aufnahmeserie durchgeführt.

Bei beiden Modifikationen des Verfahrens wird über eine Digitalisierung der Röntgeninformation und eine Kontrastverstärkung sowie Subtraktion mittels eingeschaltetem Rechnersystem sofort ein Subtraktionsbild auf einem Monitor ausgegeben. Die Daten werden analog bzw. digital gespeichert und stehen auch einer späteren quantitativen Auswertung zur Verfügung. Einzelheiten der digitalen Technik sind von verschiedenen Autoren (5, 6, 8, 9) veröffentlicht worden. Die transvenöse digitale Subtraktionsangiographie stellt ein wenig invasives, ambulantes Untersuchungsverfahren dar, wobei eine direkte Katheterisierung des Carotissystems vermieden wird. Die gegenüber der konventionellen Filmangiographie deutlich schlechtere Ortsauflösung sowie das begrenzte Bildverstärkerformat und die notwendige Kooperation des Patienten (Atemstillstand, Bewegungsstillstand, ausreichende Herzleistung) limitieren die Darstellungsmöglichkeiten des Verfahrens z.Z. auf die extrakraniellen Abschnitte des Carotissystems.

Die Ortsauflösung bei direkter Gabe des Kontrastmittels in das arterielle System (arterielle DSA) ist deutlich besser, ein längerer Atemstillstand sowie Bewegungslosigkeit sind nicht erforderlich, die Herzleistung spielt bei der Kontrastmittelanflutung keine Rolle. Gegenüber der konventionellen Katheter-Angiographie kommt das Verfahren mit deutlich niedrigeren Kontrastmitteldosen (ca. 1/10 der üblichen Menge) aus. Es bleibt jedoch das Risiko der Katheterisierung, wenn auch mit kleinerem Katheter. Die intracerebralen Strukturen lassen sich mit diesem Verfahren in manchen Fällen

ausreichend beurteilen, die extrakraniellen Abschnitte der Carotis werden exzellent dargestellt.

Ergebnisse
Die nachfolgenden Beispiele verdeutlichen die Möglichkeiten der konventionellen Katheter-Angiographie bzw.
der transvenösen und transarteriellen digitalen Subtraktionsangiographie. Es handelt sich lediglich um Be-
fundbeispiele, die die Kontrast- und Ortsauflösung der
verschiedenen Verfahren demonstrieren sollen.

Die Übersichtsdarstellung des Aortenbogens bringt bei
der konventionellen Katheter-Angiographie belichtungs-
technische Probleme, da der Übergang vom Thorax zum
Halsbereich berücksichtigt werden muß. Außerdem findet
sich eine erhebliche Überlagerung der Gefäße durch das
Skelettsystem und zusätzlich eine Überlagerung der Gefäße selbst. Das erste Beispiel (Abb. 1 a) zeigt die
Verhältnisse im Originalfüllungsbild. Durch die Anwendung der Filmsubtraktion fällt die Überlagerung durch
die Knochenstrukturen fort, wie am Beispiel eines anderen Patienten demonstriert werden kann (Abb. 1 b).
Durch die unterschiedliche Belichtung ist jedoch das
Subtraktionsergebnis uneinheitlich. Im hier gezeigten
Beispiel wird die rechte Carotisgabel ungenügend dargestellt. Andererseits lassen sich z.B. die zur Schild-
drüse ziehenden Äste gut abgrenzen. Die Aortenbogendarstellung durch transvenöse DSA zeigt ein deutlich ge-
ringeres Ortsauflösungsvermögen (Abb. 1 c), wobei die
Abgänge der großen Kopf-Hals-Gefäße identifizierbar
sind, Einzelheiten der Wandmorphologie jedoch nicht ge-
nügend abgrenzbar sind. Die Carotisgabel selbst ist
beiderseits nur ungenügend beurteilbar.

Die Darstellung beider Carotisgabeln durch transvenöse
DSA gelingt in der Regel unter Zuhilfenahme mehrerer
Abbildungsprojektionen in ausreichend beurteilbarer

Qualität. Eine hämodynamisch wirksame Stenose in diesem Bereich kann meist ausgeschlossen werden (Abb. 2 a). Wegen der Überlagerung der vier Cerebralarterien sowie zusätzlicher Überlagerung der Carotis externa läßt sich in einer Projektionsrichtung meist nur eine Carotisbifurkation freidrehen. In der Regel werden drei bis vier Aufnahmeserien angefertigt. Bewegungsartefakte (Halsbewegungen, Schluckbewegungen, heftige Atmung) beeinträchtigen die Bildqualität entscheidend (Abb. 2 b).

Geringere morphologische Wandveränderungen lassen sich nur bei selektiver Katheterdarstellung nachweisen. Mittels Filmsubtraktionstechnik lassen sich Stenosen am Abgang der Carotis interna und externa (Abb. 3 a) sowie deutliche Wandunregelmäßigkeiten im Siphonbereich (Abb. 3 a) ebenso nachweisen wie lokalisierte kleinere Ulcerationen (im hier gezeigten Beispiel der Abb. 3 b an der Hinterwand der Carotisbifurkation).

Die Gegenüberstellung einer Filmsubtraktion der intracerebralen Gefäße (Abb. 4 a) und einer digitalen Subtraktion der gleichen Gefäße bei einem anderen Patienten in etwas späterer Füllungsphase (Abb. 4 b) verdeutlicht die schlechtere Ortsauflösung der digitalen Technik bei insgesamt jedoch besserer Kontrastauflösung. Es kommt zu einer Mitanfärbung des Hirnparenchyms. Beide Bildbeispiele wurden durch selektive Katheterinjektion in die Carotis communis gewonnen, wobei die Kontrastmittelmenge bei der DSA 1/10 der für die konventionelle Angiographie benötigten Menge betrug.

Die erreichbare Ortsauflösung bei intraarterieller selektiver DSA soll durch ein in direkter Vergrößerungstechnik gewonnenes Bildbeispiel demonstriert werden (Abb. 5 a). Die Injektion erfolgte wiederum in den Anfangsteil der Arteria carotis communis. Die venöse Phase ist im digitalen Bild deutlich besser kontrastiert als bei der konventionellen Katheter-Angiographie und erlaubt eine gute Beurteilung der Hauptvenenstämme und venösen Sinus (Abb. 5 b).

Diskussion

Bei 100 Patienten mit arteriosklerotischer Erkrankung im Bereich der Carotisbifurkation haben CHILCOTE und Mitarbeiter (2) eine Vergleichsuntersuchung vorgenommen. Beide Bifurkationen ließen sich bei 60% der Patienten gut abbilden. Bei 23% der Patienten war nur eine Bifurkation gut beurteilbar, bei 17% der Patienten konnte keine ausreichende Abbildung erzielt werden. Die Autoren kommen zu dem Schluß, daß unter Berücksichtigung des oft nur einseitigen klinischen Befundes in etwa 70% die Carotisbifurkation allein durch transvenöse DSA ausreichend beurteilbar ist. STROTHER und Mitarbeiter (10) betonen, daß die transvenöse DSA auch zur Beurteilung intrakranieller Gefäßstrukturen in manchen Fällen (z.B. Aneurysmata) ausreichende Ergebnisse liefert. Ohne genaue Zahlenangaben wird jedoch darauf hingewiesen, daß in der Mehrzahl der Fälle keine ausreichende diagnostische Aussage möglich ist. MODIC und Mitarbeiter (7) führten eine Vergleichsstudie intrakranieller Gefäße bei 55 Patienten durch. Bei verschiedenen Gefäßerkrankungen konnte in 65% eine ausreichende diagnostische Information allein durch transvenöse DSA gewonnen werden. Im einzelnen konnten 7 von 10 Meningeomen, 7 von 10 arteriovenösen Fisteln, 4 von 10 Aneurysmata (alle 4 mit einem Durchmesser von mindestens 3 cm), 6 von 8 extra-intrakraniellen Gefäßanastomosen allein durch die DSA diagnostisch ausreichend nachgewiesen werden. Bei arteriosklerotischen Veränderungen im Bereich der intrakraniellen Arterien konnten Stenosen nachgewiesen werden, jedoch in ihrem Ausmaß oft nicht sicher bestimmt werden (5 Patienten wurden untersucht). Nach diesen Ergebnissen erscheint eine transvenöse DSA auch bei intrakraniellen Gefäßveränderungen in

bestimmten Fällen durchaus indiziert. Es ist zu erwarten, daß auch bei der selektiven intraarteriellen Darstellung die digitale Subtraktionstechnik zunehmend Anwendung findet, da das Untersuchungsergebnis sofort bei der Injektion verfügbar ist und die Gesamtuntersuchungsdauer erheblich abgekürzt wird.
Die auch von uns beobachtete vorzügliche Anfärbung der Hirnvenen und venösen Sinus wird von MODIC und Mitarbeitern (7) bestätigt.

Zusammenfassung

Die Angiographie stellt nach wie vor das genaueste Untersuchungsverfahren dar, um einen Überblick über die Morphologie der extra- und intrakraniellen Abschnitte des Carotissystems zu gewinnen. Es handelt sich um eine invasive Technik mit bekanntem Risiko einschließlich schwerer neurologischer Komplikationen. Die selektive konventionelle Katheter-Angiographie ist daher nur unter strenger klinischer Indikationsstellung, meist präoperativ, heranzuziehen. Die technologische Entwicklung der digitalen Subtraktionsangiographie erlaubt bei transvenösem Zugang eine ambulante Untersuchung, bei direktem arteriellen Zugang eine Verminderung der Kontrastmittelmenge sowie eine Verkürzung der Gesamtuntersuchungsdauer unter Verwendung kleinerer Katheter. Diese Vorteile werden zur Zeit noch erkauft mit einer deutlich schlechteren Ortsauflösung bei jedoch verbesserter Kontrastauflösung. Für Fragestellungen im Bereich der extrakraniellen Carotisabschnitte erscheint die Methode diagnostisch aussagekräftig, zur Beurteilung der intrakraniellen Gefäßabschnitte zur Zeit nur bedingt anwendungsfähig.

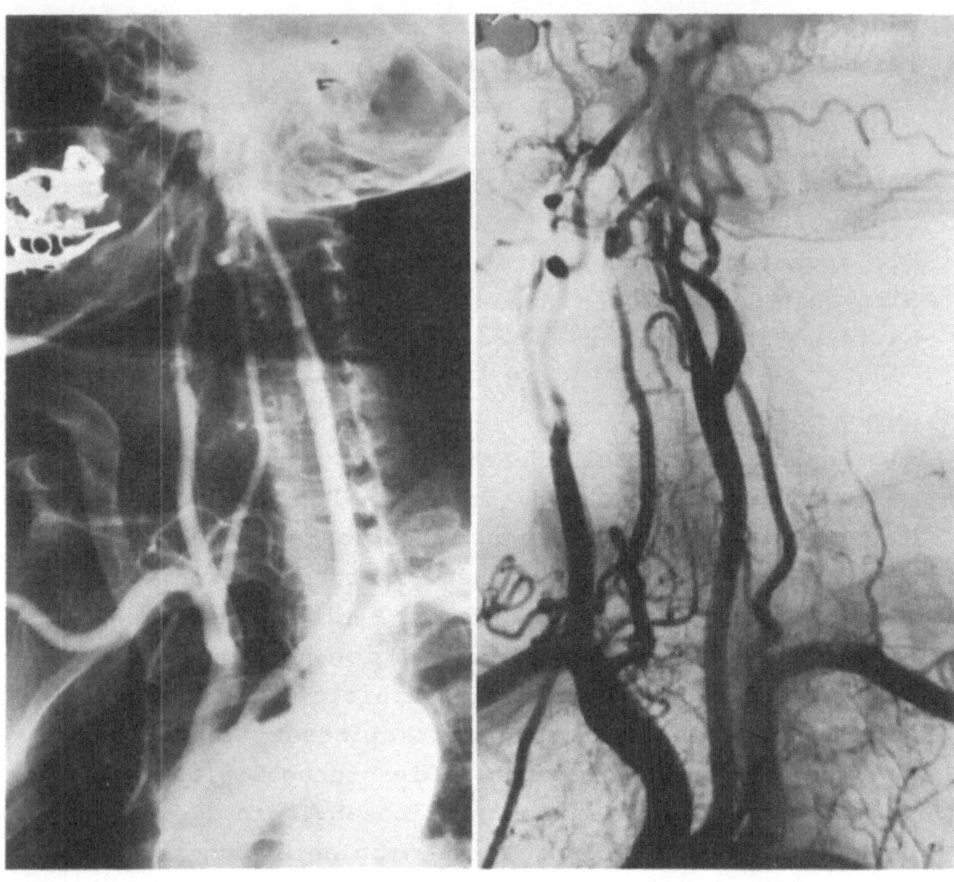

Abb.1a-c. Angiographische Darstellung des Aortenbogens bei 3 verschiedenen Patienten in unterschiedlicher Technik. a Originalfüllungsbild einer Katheter-Angiographie; b Filmsubtraktionsbild einer Katheter-Angiographie; c transvenöses digitales Subtraktionsbild

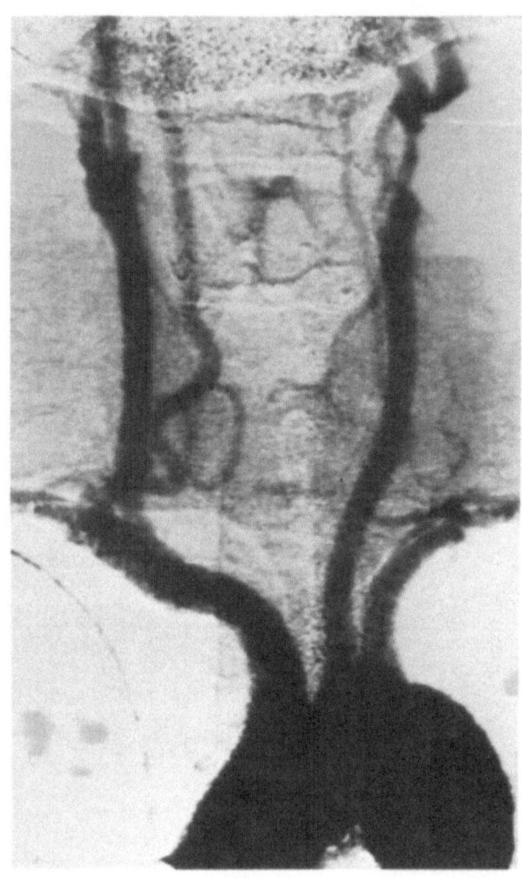

Abb. 1c

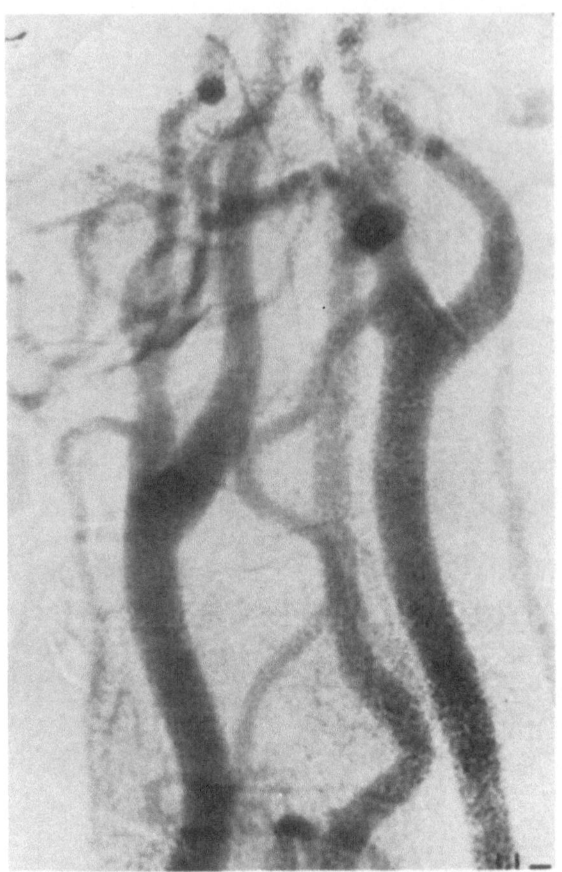

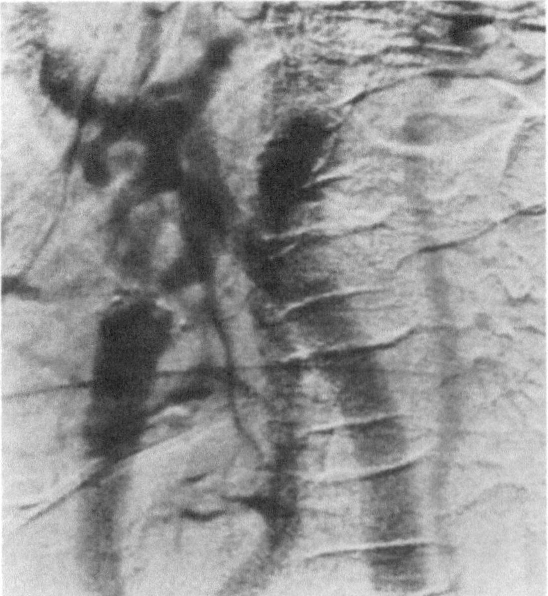

Abb.2a,b. Transvenöses digitales Subtraktionsangiogramm der extrakraniellen Carotisabschnitte, Normalbefund.
a Gute Darstellungsqualität,
b massive Artefaktbildung

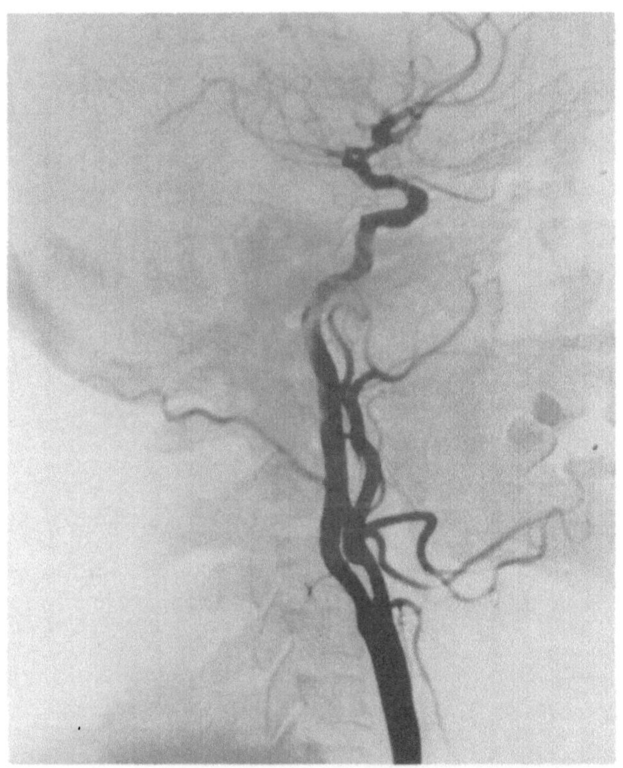

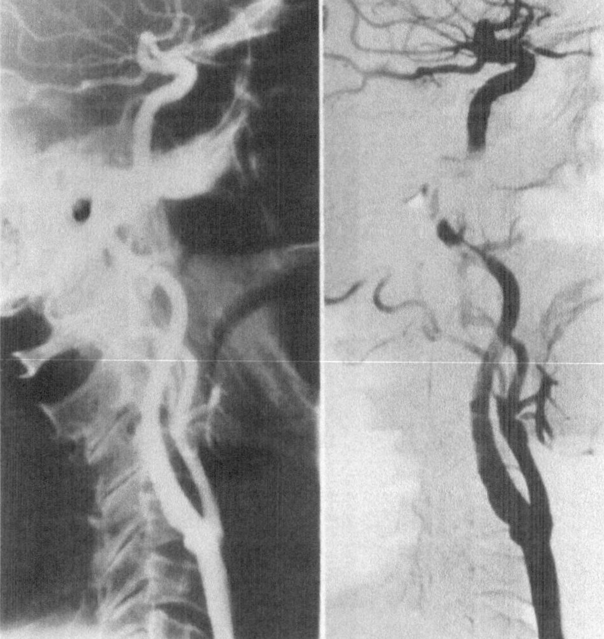

Abb.3a,b. Darstellung pathologischer Veränderungen im Bereich der Carotisbifurkation in konventioneller filmangiographischer Technik bei selektiver Katheterisierung. a Stenosen; b sklerotischer Ulcus an der Bifurkation

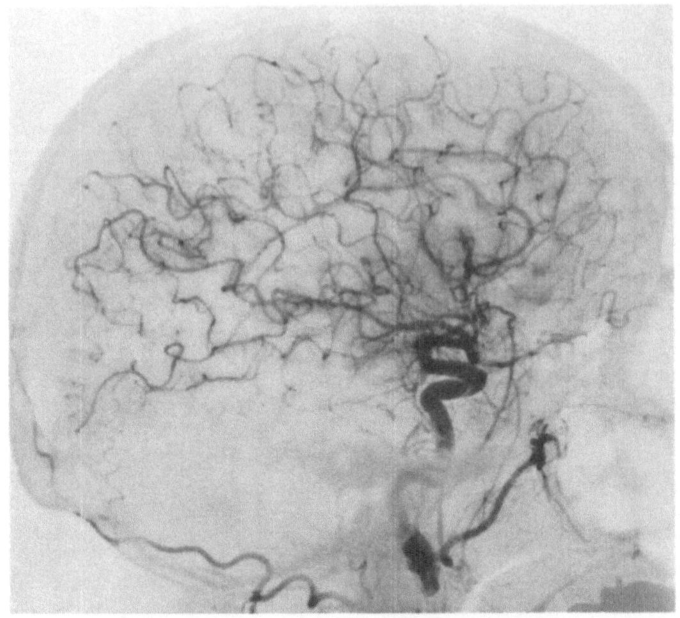

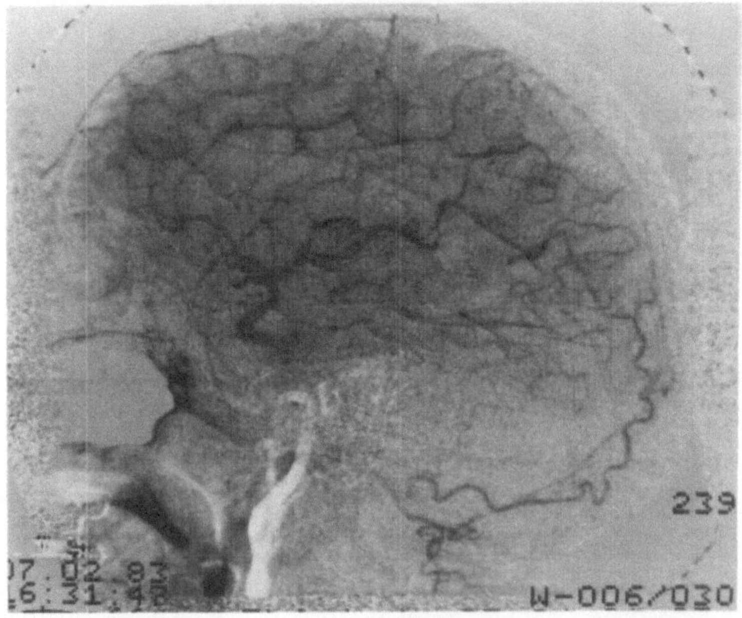

Abb.4a,b. Gegenüberstellung einer Filmsubtraktion (a) und einer digitalen Subtraktion (b) in gleicher arterieller Katheterisierungstechnik bei verschiedenen Patienten. Schlechtere Ortsauflösung, jedoch bessere Kontrastauflösung der DSA-Aufnahme

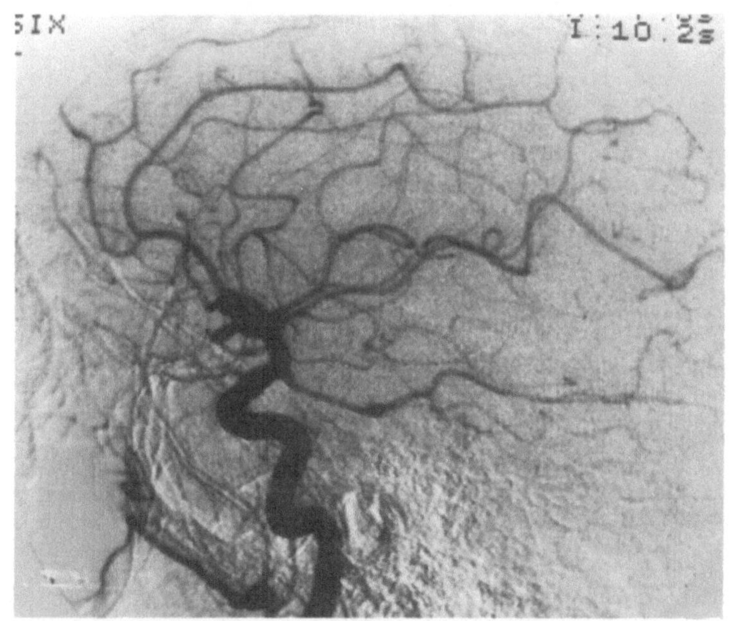

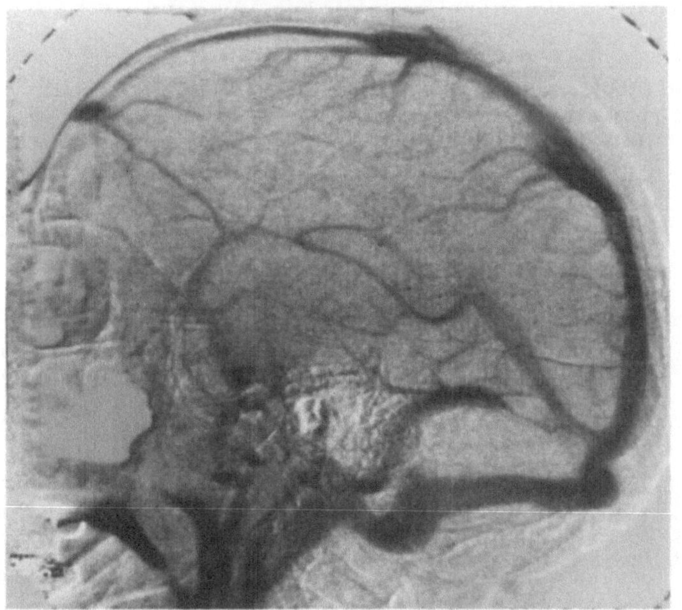

Abb.5a,b. Demonstration der Ortsauflösung bei intraarterieller selektiver DSA. a Intrakranielle Arterien
in Vergrößerungstechnik; b cerebrale Venensysteme

L I T E R A T U R

1. BRODY, W.R., A. MAKOVSKI, L. LEHMANN et al.:
   Intravenous angiography using scanned projektion
   radiography.
   Invest. Radiol. 15 (1980) 220

2. CHILCOTE, W.A., M.T. MODIC, W.A. PAVLICEK et al.:
   Digital subtraction angiography of the carotid
   arteries: a comparative study in 100 patients.
   Radiology 139 (1981) 287

3. CRUMMY, A.B., C.M. STROTHER, J.F. SACKETT et al.:
   Computerized fluoroscopy: digital subtraction for
   intravenous angiocardiography and arteriography.
   AJR 135 (1980) 1131

4. KRUGER, R.A., C.A. MISTRETTA, A.B. CRUMMY et al.:
   Digital K-edge subtraction radiography.
   Radiology 125 (1977) 243

5. LITTLE, J.R., A.J. FURLAN, M.T. MODIC et al.:
   Intravenous digital subtraction angiography:
   application to cerebrovascular surgery.
   Neurosurgery 9 (1981) 129

6. MISTRETTA, C.A., R.A. KRUGER, D.L. ERGUN et al.:
   Digital vascular imaging.
   Medicamundi 26 (1981) 1

7. MODIC, M.T., M.A. WEINSTEIN, W.A. CHILCOTE et al.:
   Digital subtraction angiography of the intracra-
   nial vascular system.
   AJ Neurol. 2 (1981) 527

8. SCHÖRNER, W., D. BANZER, H. KEMPTER et al.:
   Bedeutung der intravenösen digitalen Subtraktionsangiographie (DSA) für die Beurteilung chirurgischer Gefäßrekonstruktionen.
   Fortschr. Röntgenstr. (1983) im Druck

9. SEYFERTH, W., P. MARHOFF, E. ZEITLER:
   Digitale Subtraktionsangiographie (DSA): Diagno-
   stischer Stellenwert und Risiko.
   Electromedica 2 (1981) 60

10. STROTHER, C.M., J.F. SACKETT, A.B. CRUMMY et al.:
    Intravenous video arteriography of the intracra-
    nial vasculature.
    AJ Neurol. 2 (1981) 215

Diskussion - Vortrag Banzer

Heidrich:

Wenn man an die Inauguration der intravenösen digitalen Angiographie denkt, Herr Banzer, dann war eine der wesentlichen Vorteile, daß man hier keine Katheter einzuführen hat. Und wie Sie eben sagten, scheint aber die digitale intraarterielle und intravenöse Angiographie über einen Katheter die Entwicklung der nächsten Jahre zu sein. Warum begibt man sich des Vorteils, ohne Katheter zu arbeiten.

Banzer:

Die Aussagekraft der transvenösen Darstellung ist doch in vielen Fällen eingeschränkt, und ich glaube, daß wir einige Vorfeldfragen damit klären können, aber Detailfragen offen bleiben müssen, auf die man in der therapeutischen Entscheidung letztlich nicht verzichten kann. Der transarterielle Zugang wird kommen, weil in Zukunft alle Röntgenverfahren digitalisiert werden, und die Digitalisierung bietet eine bessere Bildnachverarbeitung an, es geht schneller, und wir können Fehlbelichtungen vermeiden. Aber das sind eigentlich mehr technische Vorteile. Und wir kommen mit weniger Kontrastmitteln aus.

Straub:

Sie haben eben darauf hingewiesen, daß Sie durch Einsparung von Kontrastmitteln die Ausdehnung Ihres Untersuchungsprogramms wesentlich erweitern können. Hat sich das als Vorteil herausgestellt?
Wir sehen häufig Patienten, die gleichzeitig zerebral und peripher angiographiert werden sollen, bei denen wir aber an die Grenze der tolerablen Kontrastmittelmenge kommen und damit zwei Eingriffe notwendig haben. Wenn Sie aber nur 5 Milliliter eines hochdosierten Kontrastmittels brauchen, kann man sicherlich in mehreren

Regionen gleichzeitig angiographieren. Ist das bei Ihnen auch in der Routine zum Vorteil geworden?

Banzer:
Ja. Die Kontrastmitteleinsparung ist ja auch schon durch die intravenöse Darstellung gegeben. Wir nehmen für eine Serie 30 Milliliter und bekommen eine Übersichtsdarstellung, die in der Kontrastmittelmenge der Menge für eine Aortenbogendarstellung vergleichbar ist. Anstelle einer konventionellen Aortenbogenangiographie können wir so vier bis fünf digitale intravenöse Serien machen. Bei der intraarteriellen DSA spart man noch mehr Kontrastmittel, weil man hier für einen Aortenbogen etwa nur 5 bis 10 Milliliter benötigt. Bei niereninsuffizienten Patienten ist die niedrige Kontrastmittelmenge besonders wichtig und hier machen wir fast nur noch eine DSA.

Sebold:
Inwieweit ist die Methode geeignet, postoperativ Qualitätskontrollen zu machen? Ich meine, daß gerade in dieser Frage die digitale Angiographie den anderen Methoden überlegen ist, denn sowohl die Dopplersonographie als auch der B-Scan können Schwierigkeiten in der Beurteilung etwa am kritischen oberen Anastomoseneck bieten.

Reimer:
Darf ich hier anschließen. Sie sagten, Herr Banzer, es wäre auch bei älteren Menschen mit der Technik, über die Sie zur Zeit verfügen, nicht möglich, gelegentliche Unschärfen zu vermeiden, weil die Kooperation mit dem Patienten offenbar zu wünschen übrig läßt. Gibt es nun schon Vergleichsuntersuchungen von einer digitalen intravenösen Angiographie mit einer konventionellen transfemoralen Katheterangiographie.

<u>Banzer</u>:

Ich habe mich mit Zahlen zurückgehalten, weil Vergleichszahlen zwischen digitaler Angiographie und konventioneller Angiographie anfangs sehr phantastisch klangen, später Koinzidenzzahlen aber immer schlechter wurden. Wir gehen jetzt zur Zeit so vor: Wenn ein Dopplerbefund eine hochgradige Stenose zeigt und in der digitalen Angiographie an der gleichen Stelle der gleiche Befund erhoben wird, wird operiert. Dann verzichtet unser Gefäßchirurg auf eine Darstellung der intrakraniellen Gefäße.

<u>Glasner</u>:

Ich fand Ihre Bilder sehr interessant, möchte aber doch sagen, daß der B-Scan sicherlich in der Kontrolle nach Operationen Gutes leistet und die Zentren, die ich in den USA besucht habe, hatten vor dem Operationssaal ein B-Scan-Gerät stehen, mit dem man versuchte, postoperativ die obere Nahtstelle bzw. obere Intimagrenze zu erkennen. Und das gelang eigentlich ganz gut.

<u>Stockmann</u>:

Ich glaube aus der Sicht des Benutzers, daß die intravenöse digitale Angiographie für uns keine Bereicherung darstellt. Und es ist sicherlich so, daß ich in Zusammenarbeit mit einem guten Dopplersonographen und der konventionellen Angiographie bessere Informationen präoperativ erhalte und besser entscheiden kann, ob ich die Operation durchführen soll, als mit Hilfe einer intravenösen Angiographie. Und ein großer Vorteil ist aus meiner Sicht der B-Scan bei den ulcerativen Plaques. Ich würde mich nie trauen, nach den Bildern, die Sie, Herr Banzer, gezeigt haben, und wo sie sagten, das sei ein Ulcus, eine solche Entscheidung aufgrund der digitalen Angiographie zu treffen. Sondern ich würde mich vielmehr auf das Ulcus, das im B-Scan erkennbar ist, verlassen, wo man einen Ulcus-Krater sieht. Allerdings glaube ich, daß man in einigen Fällen mit einem guten Dopplerbefund und einer transvenösen Angiographie operieren könnte.

Regionale Hirndurchblutungsmessungen bei Carotisstenosen und -verschlüssen

J. P. Hedde und R. Felix, Berlin

Voraussetzung für eine Standortbestimmung der regionalen Hirndurchblutungsmessung in der Diagnostik von Carotisstenosen und -verschlüssen im besonderen und der cerebrovaskulären Insuffizienz im allgemeinen sind 1. die Kenntnis der Methoden zur Bestimmung der regionalen Hirndurchblutung sowie 2. die Berücksichtigung der in diesem Zusammenhang wichtigen, teils etablierten, teils neuen hirntomographischen Untersuchungsverfahren. Hiervon ausgehend kann eine Analyse der klinischen Untersuchungsergebnisse vorgenommen sowie eine Prognose der zukünftigen Position der einzelnen Methoden im Vergleich zur konventionellen Hirndurchblutungsmessung versucht werden.

Hirndurchblutungsmessung - Methode

Die heutigen, vorwiegend noninvasiven Verfahren zur Messung der globalen und regionalen Hirndurchblutung gehen zurück auf ein bereits 1945 von Kety und Schmidt publiziertes Fremdgasverfahren, bei dem HN_2O als Indikator verwendet wurde. In Anwendung des Fick'schen Prinzips wurde von den Autoren folgende Beziehung angegeben:

$$d\ Q_i = (C_a - C_v) \cdot F \cdot dt$$

Durch fortlaufende Messung des Indikators im arteriellen Blut (C_a) sowie im Blut einer für das Organ repräsentativen Vene (C_v) und Bestimmung der vom Organ aufgenommenen Indikatormenge ($d\ Q_i$) kann aus der arteriovenösen Differenz die Durchblutung (F) pro Zeiteinheit bestimmt werden. Unter der Voraussetzung eines sofort einsetzenden Diffusionsgleichgewichts sowie in Kenntnis des Löslichkeitskoeffizienten für den Indikator zwischen Blut und dem jeweiligen Gewebe gilt nach Umrechnung die von Kety entwickelte Gleichung:

$$\text{CBF (ml/min/100 g)} = \frac{\ln 2}{t\,1/2} \cdot \quad \cdot\ 100$$

t 1/2 = Halbwertzeit des Indikatorabfalls

    = Löslichkeitskoeffizient

    = spezifisches Gewicht des Lösungsmediums

Entscheidend für die klinische Anwendung des von Kety im Prinzip konzipierten Verfahrens erwies sich das von Ingvar und Lassen 1961 vorgestellte Auswaschverfahren, bei dem als Indikator radioaktives Xenon-133 verwendet wurde, dessen Konzentrationsänderungen und Zeitaktivitätsverlauf man aufgrund seiner Strahlung von außen mit Hilfe von Szintillationsmeßsystemen ohne Blut- und Gewebeentnahme verfolgen kann.
Die modernste Version diese Verfahrens ist die von Lassen und Mitarbeitern entwickelte "dynamische Emissions-Computertomographie" zur Messung der regionalen Hirndurchblutung.
Voraussetzung für die heutigen Formen der nichtinvasiven Hirndurchblutungsmessung sind drei nebeneinander abgelaufene Entwicklungen der beiden letzten Jahrzehnte:

1. Die Verbesserung der mathematischen Auswerttechnik durch Einführung der Mehr-Compartment-Analyse;
2. die Entwicklung nichtinvasiver Untersuchungstechniken, bei denen die Applikation des Tracers durch Inhalation oder i.v.-Injektion erfolgt;

3. die Verbesserung der Meßtechnik. Nach ursprünglicher Verwendung von Einzelmeßsonden führte die Verwendung von Multidetektorsystemen, später der Einsatz von Gamma-Kamera bis hin zur Emissions-Computertomographie zu einer zunehmenden Verbesserung des räumlichen Auflösungsvermögens.

Bevor unser eigenes Hirndurchblutungslabor beschrieben wird, sollen die aktuellen Verfahren zur tomographischen Untersuchung des Gehirns kurz erläutert werden.

Tomographie des Gehirns
Folgende Verfahren zur tomographischen Untersuchung stehen uns heute zur Verfügung:
- Transmissions-Computertomographie (CT)
- Single-Photonen-Emissions-Computertomographie (SPECT)
- Positronen-Emissions-Computertomographie (PET)
- Kernspin-Tomographie (MNR)
- Ultrasonographie (intrakraniell nur für spezielle Indikationen, vorwiegend der Pädiatrie)

Am Beginn der neuen Tomographie-Ära stand die Transmissions-Computertomographie, die im Bereich des Gehirns insbesondere bei morphologischen Fragestellungen die konventionelle Hirnszintigraphie und teilweise auch die Angiographie weitgehend ablöste. Die Methode beruht auf einem um den Schädel rotierenden Röntgenstrahlbündel, dessen nicht absorbierbarer Teil mit Hilfe eines jeweils gegenüber befindlichen Detektorsystems gemessen wird. Mit Hilfe eines Computerprogramms wird aus den örtlich unterschiedlichen Absorptionswerten ein Querschnittsbild erstellt, das einer horizontalen Verteilung der sog. Dichtewerte entspricht und somit einem pathologisch-anatomischen Querschnitt auf der Basis unterschiedlicher Absorptionskoeffizienten.

Parallel zur CT wurde die Single-Photonen-Emissions-Computertomographie entwickelt. Sie stellt praktisch eine Variante der klassischen Szintigraphie dar, bei der unter Verwendung der gleichen Radionuklide lediglich die Meßtechnik verändert wurde. Bei dieser Methode rotiert ein Detektorsystem circulär um den Körper des Patienten und mißt die räumlich-zeitliche Aktivitätsverteilung. Als Untersuchungsresultat erhält man ein Querschnittsbild der Aktivitätsverteilung, analog dem morphologischen Schnittbild der CT. Der Vorteil der SPECT gegenüber der konventionellen Szintigraphie mit der Gamma-Kamera besteht in der besseren Tiefenauflösung.

Im Unterschied zur SPECT beruht die Positronen-Emissions-Computertomographie auf der Verwendung anderer Radionuklide, die auch ein anderes Meßprinzip zur Folge haben. Es handelt sich um Positronenstrahler, die beim Übergang eines Protons in ein Neutron ein positiv geladenes Teilchen emittieren mit dem Ladungsbetrag eines Elektrons. Dieses Positron vereinigt sich nach kurzer Wegstrecke mit einem Elektron, wobei beide Teilchen zu Energie zerstrahlen, die in Form der sogenannten Vernichtungsstrahlung mit 2 Gammaquanten von je 511 keV unter einem Winkel von 180° freigesetzt wird. Diese Strahlung wird mit Hilfe der sog. Koinzidenzmessung registriert. Diese Positronenstrahler können nun an verschiedene Trägersubstanzen gebunden werden, deren Auswahl vom Untersuchungszweck abhängt. Je nach Träger können verschiedene metabolische Vorgänge, Blutvolumen, Durchblutungsparameter, Rezeptorverteilung etc. gemessen werden. Hauptanwendung ist die Messung des regionalen cerebralen Stoffwechsels.

Das neueste tomographische Verfahren ist die Kernspin-Tomographie (= Magnetic Nuclear Resonanz-Tomographie). Atomkerne mit ungerader Protonen- und Neutronenzahl, beim Menschen wegen ihrer Häufigkeit vor allem die Elemente ^{1}H, ^{13}C und ^{31}P, verfügen neben ihrer Ladung auch über einen Drehimpuls (= Spin). In einer unbeeinflußten Umgebung sind diese Dipole ungeordnet. Legt man an das zu untersuchende Objekt ein gleichförmiges äußeres Magnetfeld an, so richten sich die "Magnetchen" zum überwiegenden Teil parallel zu diesem Magnetfeld aus. Läßt man nun auf dieses ausgerichtete Feld einen geeigneten, senkrecht hierzu stehenden elektromagnetischen Impuls einwirken, so werden die sich wie Kreisel im Magnetfeld der Erde bewegenden Atome ausgelenkt und führen eine Präzessionsbewegung um das äußere Magnetfeld aus. Nach Abschalten der elektromagnetischen Welle strahlen sie eine typische Eigenfrequenz als meßbares Signal ab. Als Signal erhält man eine Resonanzwelle, deren Stärke der Protonendichte der im Meßfeld befindlichen Atome und deren Abklingverhalten durch die sogenannten Relaxationszeiten T1 (= Spingitter-Relaxation) und T2 (= Spin-Spin-Relaxation) gekennzeichnet ist. Protonendichte sowie die Relaxationszeiten T1 und T2 hängen vom physikalisch-chemischen Zustand des Mediums ab. Unterschiedliche Gewebe ebenso wie krankhafte Veränderungen bewirken verschiedene MNR-Signale. Als Untersuchungsresultat werden die Signale wieder zu Querschnitten zusammengesetzt, wobei man Schnittbilder in allen drei senkrecht zueinander stehenden Ebenen erhalten kann. Als zwei Vorteile dieses Verfahrens seien die fehlende Strahlenbelastung sowie das gute dreidimensionale, räumliche Auflösungsvermögen genannt.

<u>Unser Hirndurchblutungslabor</u>

Unser Labor besteht aus zwei meßtechnisch voneinander unabhängigen Untersuchungseinheiten:

1. einem konventionellen, biplanen Multidetektorsystem,
2. dem dynamischen Single-Photonen-Emissions-Computertomographen, der von Lassen und Mitarbeitern entwickelt wurde.

Beide Systeme sind an einen gemeinsamen Prozeßrechner angeschlossen.

Das Multidetektorsystem besteht aus 2 x 16 Einzelmeßsonden, die über beiden Hemisphären positioniert werden. Mit jeder einzelnen Sonde wird die regionale cerebrale Xe-133-Clearance in Anlehnung an das Zwei-Compartment-Modell von Obrist und Mitarbeitern bestimmt.

Der Untersuchungsablauf mit dem Emissions-CT ist folgender:
Während einer einminütigen Inhalationsphase atmet der Patient zunächst über ein geschlossenes System ein Gemisch aus Luft, Sauerstoff und 10 mCi Xe-133/ltr. Respirationsvolumen. In der anschließenden Eliminationsphase wird über einen Zeitraum von 3 Minuten die cerebrale Xe-133-Clearance gemessen. In dieser Zeit inhaliert der Patient Zimmerluft. Die Exspiration erfolgt über einen CO_2- und H_2O-Absorber in eine Xe-133-Falle.
   Während der Untersuchung rotiert ein Detektorsystem mit einer Geschwindigkeit von 6 Umdrehungen/Minute kontinuierlich in einer Richtung um den Kopf des Patienten. Die Messung des räumlich-zeitlichen Aktivitätsverlaufs erfolgt in 3 Ebenen mit jeweils 4 einander gegenüberliegenden Detektorbänken, denen fokussierende Kollimatoren vorgelagert sind. Als Untersuchungsresultat wird für jede der 3 Ebenen ein Flußverteilungsszintigramm erstellt, in dem eine Farbe einem bestimmten Flußwert, angegeben in ml/min/100 g, entspricht.
Im Anschluß an die Hirndurchblutungsmessung werden am Transmissions-CT 3 Leerschichten aufgenommen, die topographisch den 3 Ebenen der Xe-133-Clearance-Messung entsprechen, um in der Beurteilung eine adäquate anatomische Zuordnung der erhaltenen Perfusionswerte zu gewährleisten.
Mit Hilfe zusätzlicher Computerprogramme können neben der visuellen Beurteilung der Perfusionsverteilungs-

szintigramme aufgrund einer quantitativen Auswertung auch mittlere Durchblutungswerte definierter interessierender Areale ermittelt werden.

Klinische Ergebnisse

Nach Untersuchungen z.B. von Herrschaft et al. mit einem Multidetektorsystem fanden sich bei 50-80%igen Carotis-interna-Stenosen poststenotische Minderperfusionen von ca. 30-45%. Bei einem Kinking der A. carotis interna fand er bei ca. 80% der Patienten ebenfalls eine deutliche Perfusionsabnahme im Vergleich zu Normwerten. Einseitige Gefäßverschlüsse gingen in etwa 20% der Fälle mit zusätzlichen kontralateralen Minderperfusionen einher. Nach Untersuchung von Risberg et al. läßt sich das Ausmaß der cerebrovaskulären Insuffizienz infolge cerebraler oder cervicaler Gefäßstenosen noch besser abschätzen, indem man die Durchblutungsmessung unter CO_2-Belastung wiederholt. Die Einführung der dynamischen Emissions-CT durch Lassen und Mitarbeiter brachte eine weitere Verbesserung des räumlichen Auflösungsvermögens. So ließen sich bei Patienten mit TIA's auch dann regionale Minderperfusionen nachweisen, wenn CT und Angiographie einen unauffälligen Befund ergaben.

Einige Untersuchungsbeispiele aus unserem eigenen Labor mögen die Aussagemöglichkeiten der Hirndurchblutungsmessungen mit der dynamischen SPECT belegen:
Abb. 1 zeigt das normale Perfusionsverteilungsmuster einer 30jährigen Patientin. Rot und weiß entsprechen den höchsten Flußraten, die blauen Farben analog den niedrigsten Flußraten. Der umschriebene weiße Bezirk frontal mit dem zentralen schwarzen Feld stellt die respiratorische Aktivität dar und ist als Artefakt zu werten.
In Abb. 2 handelt es sich um die mittlere Schicht bei einem Patienten mit Zustand nach apoplektischem Insult

und Hemiparese links. Die Minderperfusion erstreckt
sich über die gesamte rechte Hemisphäre, was im CT
nicht als Infarktgebiet zu erkennen war. Das Ausmaß der
Perfusionsstörung läßt eine Carotis-interna-Oblitera-
tion wahrscheinlich erscheinen.
Abb. 3 zeigt die mittlere (links) und die craniale
Schicht eines Patienten, bei dem sich angiographisch
eine hochgradige Stenose der A. cerebri media, eine
fehlende Darstellung der re. A. cerebri anterior und
Hinweise auf Versorgung des rechten Frontalbereichs von
der kontralateralen Seite ergaben. Im Perfusionsvertei-
lungsszintigramm erkennt man eine regionale Minderperfusion rechts parieto-temporo-occipital bei regelrech-
ten Perfusionsverhältnissen in den übrigen Abschnitten.
Der Befund ist in der cranialen Schicht (rechtes Bild)
am ausgeprägtesten. Offensichtlich wird die fehlende
A. cerebri anterior durch Kontralateralversorgung kompensiert, während die poststenotische Minderperfusion
im Versorgungsgebiet der rechten A. cerebri media Ausdruck eines fehlenden Ausgleichs durch Kollateralgefäße
ist.
In Abb. 4 handelt es sich um einen Patienten mit der
Symptomatik einer senilen Demenz, bei dem sich compu-
tertomographisch allenfalls diskrete Zeichen einer
Hirnatrophie fanden. Die Hirndurchblutungsmessung ergab
eine charakteristische Abnahme der Flußwerte von frontal nach occipital.
in der letzten Abb. (Nr. 5) handelt es sich um die ba-
sale (links) und mittlere Schicht eines Patienten, bei
dem sich am Tag nach einem Alkohol- und Nikotinexzeß
bei im übrigen auch diesbezüglich völlig unauffälliger
Anamnese eine brachiofacial betonte Hemiparese links
einstellte, die sich in den folgenden Tagen und Wochen
fast vollständig zurückbildete. Während die Angiographie unauffällig war, zeigte die CT Zeichen eines Hirn-
infarkts, der sich etwa über 1/3 der re. Hemisphäre er-
streckte mit vorwiegend parietaler Lokalisation und

sich in der Folgezeit teilweise zurückbildete. In der
nach 2 Wochen nach dem Ergebnis durchgeführten Hirnper-
fusionsstudie sowie auf späteren Kontrollen erkennt man
eine erhebliche Minderperfusion fast der gesamten rechten Hemisphäre, die in ihrer Ausdehnung weit über die
in der CT nachweisbare hypodense Zone hinausging und
als Ausdruck eines bleibenden Parenchymschadens auf der
Basis eines ischämischen Geschehens interpretiert
wurde.

Zusammenfassung

Unsere ersten Erfahrungen in der Hirndurchblutungsmessung mit der dynamischen Emissions-CT ergaben bereits
eine deutliche Überlegenheit dieser Methode gegenüber
der Hirnsequenzszintigraphie mit Tc-99m-Pertechnetat.
Die cerebrale Xe-133-Clearance kann eine Lücke schlie-
ßen zwischen dem angiographischen Nachweis makroskopi-
scher Gefäßveränderungen auf der einen Seite und der
Darstellung irreversibler Parenchymschäden in der
Transmissions-CT auf der anderen Seite.
Zweifellos gibt es eine Reihe methodischer Probleme,
auf die an dieser Stelle nicht eingegangen werden kann.
Insbesondere der Vergleich der SPECT mit der biplanen
oder circulär angeordneten Multidetektormessung ist zur
Zeit Gegenstand der Diskussion, da beide Verfahren Vor-
und Nachteile aufweisen.

Folgende Aussagen erscheinen mit der geschilderten Methode der regionalen Hirndurchblutungsmessung möglich:

1. Die Beurteilung der hämodynamischen Wirksamkeit von Gefäßobliterationen oder -de-
   viationen auf das Hirnparenchym mit quantitativen Angaben über die poststenotische
   Minderperfusion, wobei bei kleinen Infarkten allerdings nicht zwischen hämodynamischer und thromboembolischer Genese ohne

Hinzuziehung anderer Methoden unterschieden werden kann.

2. Die Beurteilbarkeit der kompensatorischen Leistung des Kollateralgefäßsystems läßt insbesondere bei beidseitigem Mehrgefäßbefall die genauere Abschätzung der Verteilung der Perfusionsminderung zu und ermöglicht somit eine zuverlässigere präoperative Lokalisation bedrohter Areale.

3. Sowohl aufgrund der visuellen Beurteilung der Perfusionsverteilung als auch aufgrund der quantitativen Bestimmung der cerebralen Perfusion erscheint das Verfahren besonders geeignet zur Beurteilung eines medikamentösen oder operativen Therapieerfolgs als auch des Spontanverlaufs der cerebrovaskulären Erkrankung.

4. Ischämische Areale werden in der CT und in der konventionellen statischen Hirnszintigraphie i.a. erst dann erkennbar, wenn es infolge einer kritischen Minderdurchblutung zu einer irreversiblen Gewebsschädigung gekommen ist. Im Gegensatz hierzu zeigt die cerebrale Xe-133-Clearance die Minderperfusion bereits in einem noch unkritischen Stadium. Auch wird das ganze Ausmaß der Perfusionsstörung erkennbar, das ja in vielen Fällen weit über die im CT nachweisbare morphologische Störung hinausgeht.

5. Zusammen mit der Dopplersonographie und der Digitalen Subtraktionsangiographie eröffnet sich die Möglichkeit, in geeigneten Fällen Gefäßstenosen und -verschlüsse von ihrer Aufdeckung bis zur Op-Indikation nichtinvasiv abzuklären.

6. Bei unklaren CT- oder Angiographiebefunden
kann mit Hilfe der Xe-133-Clearance zwischen der vaskulären oder nichtvaskulären
Genese eines umschriebenen hirnorganischen
Prozesses unterschieden werden.

Schluß

Die morphologische Diagnostik umschriebener hirnorgani-
scher Prozesse wird in Zukunft wahrscheinlich durch die
Auseinandersetzung zwischen CT und MNR geprägt sein.
Die Untersuchung des cerebralen Stoffwechsels ist derzeit eine Domäne der PET, die jedoch aufgrund ihres
großen Aufwands in absehbarer Zeit keine sehr große
Verbreitung erfahren dürfte. Zur Untersuchung der globalen und regionalen Hirndurchblutung ist die Single-
Photonen-Messung vorerst der günstigste Kompromiß zwischen Aufwand und Aussage und somit bis auf weiteres
das Verfahren der Wahl.
Für die SPECT eröffnen sich durch die Einführung neuer
Radiopharmaka wie z.B. J-123-Amphetamin auch Möglichkeiten zur Untersuchung des cerebralen Stoffwechsels.
Umgekehrt gibt es auch bei der MNR bereits Ansätze zur
cerebralen Blutfluß- und -verteilungsmessung.
Unter Berücksichtigung der genannten Aspekte dürfte in
absehbarer Zeit die SPECT die wichtigste Zusatzmethode
in Ergänzung zu Dopplersonographie, Angiographie und CT
sein, um die hämodynamische Relevanz von Carotisstenosen und -verschlüssen sowie weiterer Obliterationen
im Versorgungsgebiet der A. carotis zu beurteilen.

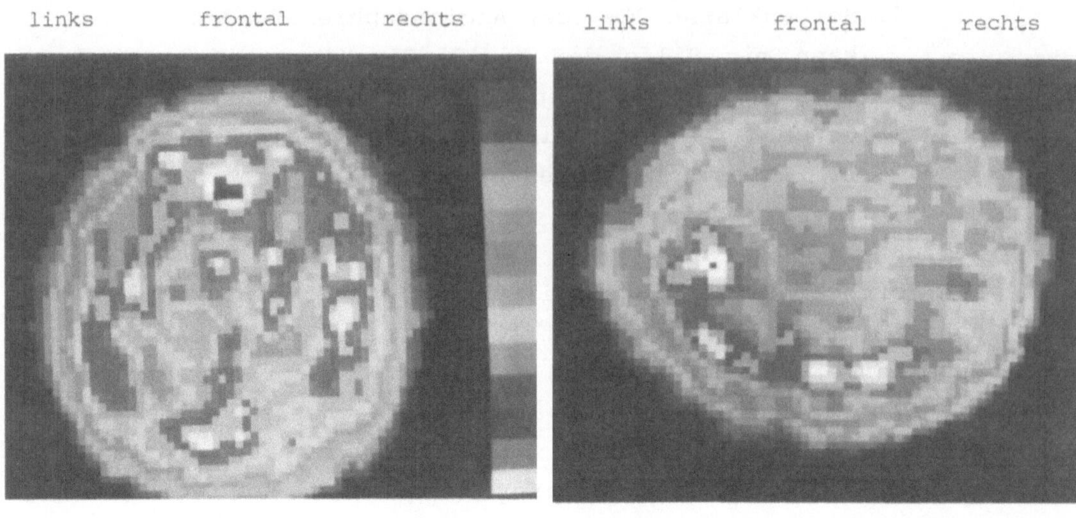

Abb.1. Normales Perfusionsverteilungsmuster bei einer 30jährigen Patientin.
Man erkennt die homogene und weitgehend symmetrische Durchblutungsverteilung

Abb.2. Bei einem 54jährigen Patienten mit Zustand nach apoplektischem Insult
erkennt man 10 Tage nach dem akuten Ereignis eine hochgradige Minderperfusion
praktisch der gesamten rechten Hemisphäre

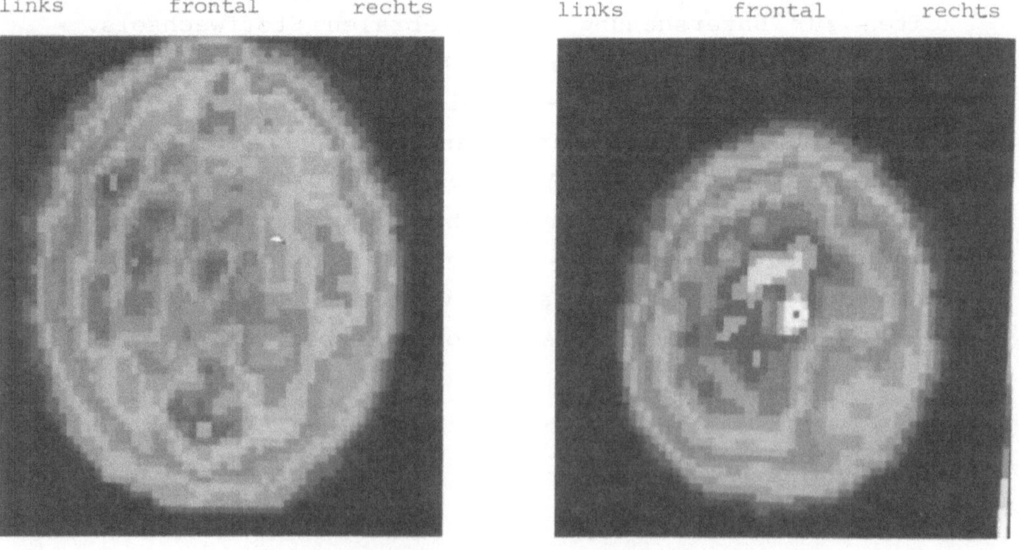

Abb.3. 34jähriger Patient mit Zustand nach transitorisch ischämischer Attacke
2 Wochen vor der Hirndurchblutungsmessung. Arteriographisch fand sich eine sub-
totale Stenose der rechten Arteria cerebri media. Die Xe-133-Clearance zeigt
eine erhebliche Minderperfusion im poststenotischen Versorgungsgebiet als Ausdruck einer fehlenden Kompensation durch Kollateralgefäße

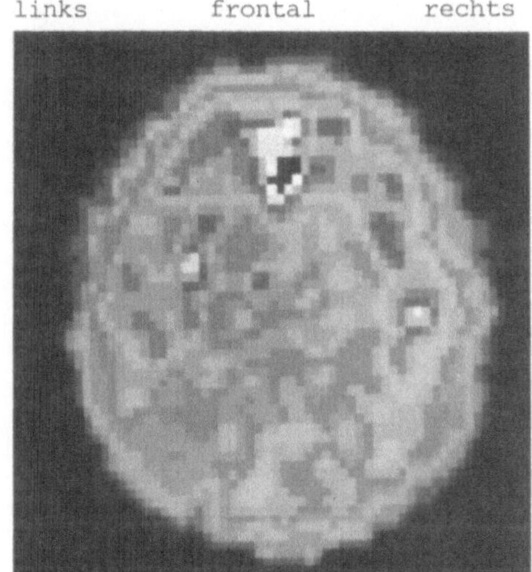

Abb.4. 56jähriger Patient, bei dem eine Demenz diagnostiziert wurde. Im Perfusionsverteilungsmuster erkennt man eine Abnahme der Perfusion von frontal nach occipital, was als Folge des in gleicher Richtung ablaufenden dementiellen hirnorganischen Abbaus interpretiert wird

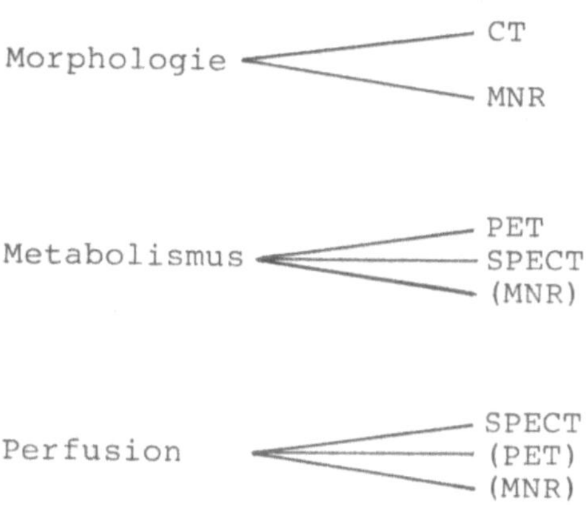

Abb.6. Indikationen und Methoden der bildgebenden Hirntomographie

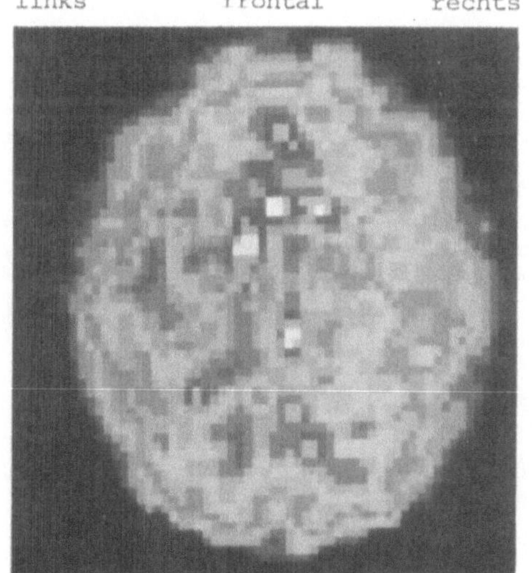

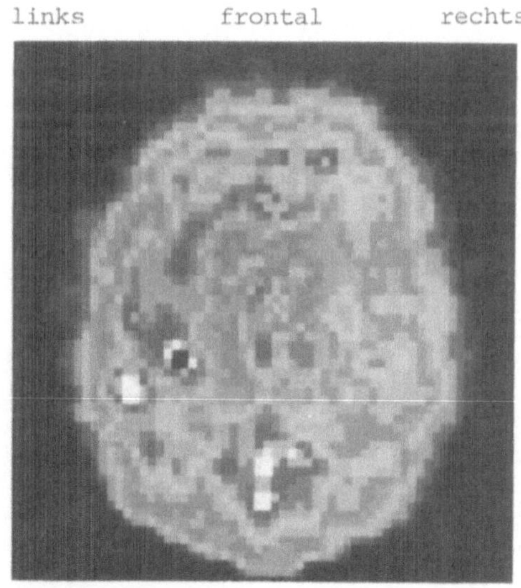

Abb.5. Bei einem 28jährigen Patienten trat nach einem Alkoholexzeß in der Silvesternacht eine ischämische Symptomatik mit Hemiparese links auf, die sich innerhalb der folgenden Tage fast vollständig zurückbildete. In der nach 2 Wochen durchgeführten Perfusionsstudie erkennt man immer noch eine erhebliche Minderperfusion weiter Bereiche der rechten Hemisphäre als Ausdruck einer bleibenden Parenchymschädigung

Diskussion - Vortrag Hedde

Heidrich:

Herr Hedde, herzlichen Dank. Als wir Sie baten, uns die neuen Entwicklungen in der Computertomogragphie vorzustellen, war es unser Anliegen zu fragen, in welchem Umfang funktionelle Aspekte in die differentialtherapeutische Entscheidung miteingehen können, und Sie haben demonstriert, daß man mit der regionalen Hirndurchblutungsmessung auf relativ einfache Weise die hämodynamische Relevanz einer Carotisstenose genauer eingrenzen kann. Dafür danke ich Ihnen.

Thrombozytenaggregationshemmung und Antikoagulation bei supraaortalen Gefäßstenosen und -verschlüssen

W. Dorndorf, Gießen

Viele Schlaganfälle entstehen bekanntlich durch thromboembolische Vorgänge, was Grund ist für den Einsatz antithrombotisch wirkender Medikamente wie Antikoagulantien und Plättchenhemmer zur Prävention und in der Therapie.

Thrombozytenhemmer sind risikoärmer als Antikoagulantien und werden in bestimmten Situationen bevorzugt, um Abscheidungsthromben zu verhindern und davon ausgehende Embolien. Am häufigsten erprobt worden ist Azetylsalizylsäure (ASS), tierexperimentell und klinisch. ASS hemmt die Thrombozytenaggregation schon in einer Einzeldosis von 300-500 mg für die Dauer von 5-7 Tagen. Es blockiert die Thromboxansynthese in der Plättchenmembran. Es hemmt auch die Bildung des endothelschützenden Prostazyklins in der Gefäßwand, ebenso wie Sulfinpyrazon (Anturano[R]). Deshalb hat man gedacht, es wäre am besten, möglichst niedrig dosiertes ASS zu verwenden. Dann ist aber eine kontinuierliche thrombostatische Wirkung nicht mehr gewährleistet, die wahrscheinlich wesentlich mit abhängt von der Unterdrückung der Adhäsion der Thrombozyten und ihres anschließenden Strukturwandels durch ASS. Dieser Effekt dauert nach jeweils einer Einzeldosis nicht länger als wenige Stunden. In den klinischen Studien, auf die ich jetzt näher eingehen werde, sind denn auch 1,0-1,5 g ASS täglich benutzt worden. Weniger als 1 g täglich sollte man nicht verordnen.

Es gibt mehrere prospektive kontrollierte Therapiestudien zum Thema (Tab. 1). Die meisten haben die Wirkung von ASS geprüft, manchmal in Kombination mit Sulfinpyrazon (SP) oder Dipyridamol (DP). Die AITIA-Studie aus den USA bezog ausschließlich Patienten ein, die Carotisattacken hatten, und ergab, daß Aspirin weitere Attacken verhindern oder ihre Häufigkeit verringern kann. Der zweite Teil der Untersuchung bezog sich auf Patienten nach operativer Carotisrekonstruktion wegen ischämischer Attacken. Der Trend war gleich. Die Gruppen sind relativ klein gewesen und nur kurze Zeit verfolgt worden.

Der kleine Gruppenumfang ist auch ein Manko der randomisierten doppelblinden Langzeitstudie aus der Neurologischen Klinik in Heidelberg, aber im Prinzip bestätigte sie die Ergebnisse anderer Untersucher. Während der zweijährigen Beobachtungszeit traten bei Patienten mit Attacken im Carotiskreislauf unter ASS weniger Rezidive auf als unter Placebo. Alle 4 cerebralen Infarkte betrafen die Kontrollgruppe. Bei Vertebralis-Basilaris-Insuffizienz konnte keine Wirkung nachgewiesen werden.

Wesentlich umfangreicher war die Untersuchung aus Kanada angelegt. Insgesamt wurden 585 Patienten ausgewählt mit Attacken drei Monate vor der Aufnahme in die Untersuchung. Patienten mit stabilisierten Restsymptomen nach einem partiellen Infarkt wurden mit einbezogen. Beobachtungszeit war im Durchschnitt 26 Monate. Prüfkriterien waren weitere TIA's, Hirninfarkte und Tod. Für diese drei Zielgrößen ergab sich unter ASS eine Risikominderung um 19%. Diese Risikominderung fiel noch deutlicher aus und erreichte 31%, wenn die Zielgrößen Hirninfarkt und Tod allein betrachtet wurden.

Die Ergebnisse waren unabhängig davon, wie oft und in welchen Gefäßgebieten Attacken vorausgegangen waren. Dagegen war der ASS-Effekt bezüglich Hirninfarkt und Tod deutlich geschlechtsabhängig. Bei Frauen konnte kein prophylaktischer Nutzen ermittelt werden, während die entsprechende Risikominderung bei Männern 48% erreichte. Außerdem sprachen Patienten mit Diabetes und Herzinfarkt in der Vorgeschichte auf ASS schlechter an als Patienten ohne solche Risikofaktoren. Schließlich stellte sich eine günstige Wirkung der Kombinationstherapie mit ASS und SP heraus, die nach Ansicht der Autoren überprüft werden muß.

Es wird bemängelt, daß die Studie viele Patienten enthält, die schon ein Jahr lang Attacken hatten, nur die letzte in den der Randomisierung vorausgegangenen drei Monaten. Sie würde deshalb nichts über den Wert der ASS-Therapie gerade in den kritischen paar Wochen nach der ersten Attacke besagen, wo das Schlaganfallrisiko als am größten gilt. Immerhin spricht sie dafür, daß ASS Männern einen wirksamen Schutz bieten kann, nachdem die Zahl der Schlaganfälle ohne oder mit tödlichem Ausgang unter ASS bei Männern um insgesamt 49% abnahm.

In einer anderen Arbeit wurde die Zahl cerebraler Infarkte bei Patienten erfaßt, die an rheumatoider Arthritis litten und über einen längeren Zeitraum regelmäßig ASS in höherer Dosierung einnahmen. An einem Kollektiv von 473 Patienten konnten über eine bemerkenswert lange Beobachtungszeit von zehn Jahren Inzidenzraten für cerebrovaskuläre Ereignisse ermittelt werden, die mit denen einer Normalbevölkerung im Gebiet Rochester/Minnesota verglichen wurden. Dabei hat sich in der Gruppe der an rheumatoider Arthritis erkrankten Männer eine niedrigere Hirninfarktquote ergeben, als sie statistisch zu erwarten gewesen wäre, bei Frauen dagegen eine höhere. Die Aussagekraft wird aber dadurch eingeschränkt, daß Frauen in der Krankenserie fast dreimal so oft vertreten waren als Männer. Außerdem ist die ASS-Dosis nicht erwähnt worden.

Die kleine Studie aus Memphis widerspricht dem Resultat der kanadischen, in der die Monotherapie mit Anturano[R] als wirkungslos bezeichnet worden ist. In einer vor kurzem veröffentlichten Untersuchung aus Italien ist demgegenüber die Wirkung von Sulfinpyrazon praktisch gleich der von ASS gewesen, ohne statistisch signifikanten Unterschied.

Zwei sehr umfängliche Langzeitstudien haben die Wirksamkeit der Aggregationshemmer bei koronarer Herzkrankheit geprüft, die Aspirin-Myokard-Studie (AMIS) und die Persantin[R]-Aspirin[R]-Reinfarkt-Studie (PARIS). Primäres Prüfkriterium waren kardiovaskuläre Ereignisse, sekundäre Zielgrößen aber auch cerebrovaskuläre. Beide Untersuchungen sind zum Ergebnis einer Minderung der Hirninfarkthäufigkeit unter ASS bzw. DP/ASS gekommen, aber die Unterschiede sind statistisch nicht signifikant.

Die vorerst letzten beiden Untersuchungen stammen aus Frankreich und aus Dänemark. Die französische Studie hat eine signifikante Abnahme von Schlaganfällen und Herzinfarkten unter ASS oder der Kombination von ASS und DP ergeben. Die dänische Studie ist bisher die einzige mit negativem Ergebnis der Therapie mit ASS. Ihr werden ungewöhnliche Selektionskriterien und aus dem üblichen Rahmen fallende Ausfallquoten der beobachteten Krankenserie nachgesagt.

Die Ergebnisse der klinischen Prüfungen sind also nicht ganz einheitlich, aber sie sprechen meistens für einen protektiven ASS-Effekt vor weiteren Schlaganfällen. DP allein schein wirkungslos zu sein. In Bezug auf SP sind die Resultate widersprüchlich. Die Ursache einer anscheinend geschlechtsgebundenen unterschiedlichen ASS-Wirkung, die keineswegs in allen Studien zum Ausdruck kommt, ist ungeklärt. Aufgrund von Verschiedenheiten der Inzidenz und des Spontanverlaufs transitorisch ischämischer Attacken zwischen Männern und Frauen wird bei Frauen ein geschlechtsspezifischer Schutzfaktor vermutet ("intrinsic protection"). Offenbar erkranken Frauen seltener als Männer an TIA's, die zudem weniger schwer verlaufen als bei Männern und bekommen schwerere Insulte erst in höherem Lebensalter als Männer. Das würde bedeuten, daß eine größere Zahl weiblicher Patienten notwendig wäre als sie z.B. die kanadische Therapiestudie enthält und ein wesentlich längerer Beobachtungszeitraum, um die Wirksamkeit oder Unwirksamkeit von ASS bei Frauen richtig beurteilen zu können.

Aufgrund verschiedener Angriffspunkte wirken ASS und DP synergistisch. ASS blockiert die Cyclooxygenase, ein wichtiges an der Thromboxan-Synthese beteiligtes Enzym. DP blockiert dagegen die Phosphodiesterase, was zyklisches AMP an den Plättchen anreichert und freies Kalzium bindet, das für die Freisetzungsreaktion erforderlich ist. Überzeugende Beweise der besseren Wirksamkeit dieser Kombination stehen aber noch aus. Klarheit wird hoffentlich eine multizentrische Untersuchung an mehr als 750 Patienten mit Carotisattacken verschaffen, deren Ergebnisse bald veröffentlicht werden dürften.

Die praktische Konsequenz aus diesen Erfahrungen ist, daß Patienten, die TIA haben, egal ob sie deshalb operiert worden sind oder nicht, mit Plättchenhemmern behandelt werden sollten. Wir geben also auch Thrombozytenhemmer, wenn komplett verschlossene Arterien Attacken verursacht haben oder hämodynamisch wirksame Stenosen. Gründe dafür sind der distale Stumpf einer thrombosierten Arterie als fakultative Emboliequelle bzw. mehr oder weniger kompakte Thrombozytenaggregate in Turbulenzen des Blutstroms hinter hämodynamisch signifikant stenosierten Gefäßabschnitten. Die Therapie sollte mindestens ein Jahr dauern, wenn nicht länger, weil der Spontanverlauf zeigt, daß sich eine nicht unbeträchtliche Zahl von Infarkten auch noch später ereignet. Treten trotz Behandlung mit plättchensuppressiven Medikamenten weiter Attacken auf, sind Antikoagulantien die Alternative.

Es gibt noch einen zweiten Weg, der in Frage kommt: Das
ist die Therapie zunächst 2-3 Monate lang mit Antikoagulantien nach einer Attacke und dann erst langfristig mit Thrombozytenhemmern. Dieses Konzept geht aus
von einer retrospektiven Analyse des Therapieeffektes
von Antikoagulantien an 200 Patienten mit folgendem Resultat: Eine günstige Wirkung war fast ausschließlich
in den ersten beiden Behandlungsmonaten nachweisbar.
Ein bis zwei Monate nach Beginn der Attacken konnte
kein signifikanter Unterschied mehr festgestellt werden
zwischen antikoagulierten und nicht antikoagulierten
Patienten für den gesamten 5jährigen Beobachtungszeitraum.

Die jetzt nun schon Jahrzehnte geführte Kontroverse
über den Nutzen von Antikoagulantien, die auf die initiale Phase der thrombozytogenetischen Thrombusbildung
keinen Einfluß haben, sondern in das plasmatische Gerinnungssystem eingreifen und die Fibrinbildung hemmen,
ist immer noch nicht zu Ende. In der Literatur niedergelegte Erfahrungen der Therapie im Stadium transitorisch ischämischer Attacken sind widerspruchsvoll. Viele Therapiestudien enthalten nur wenige Patienten, erstrecken sich über zu kurze Beobachtungszeiten, lassen
randomisierte Kontrollgruppen vermissen oder eine signifikante Schlaganfallabnahme unter dem Einfluß des
Mittels. Fehlende Signifikanz bedeutet aber nicht unbedingt Nutzlosigkeit, und in manchen Veröffentlichungen
sind denn auch Trends erkennbar, die eine günstige Wirkung wenigstens bei einigen Patienten vermuten lassen.

Eine Zusammenstellung von drei Prüfungsergebnissen (Tab. 2) zeigt, daß das dritte den beiden ersten nahezu diametral entgegengesetzt ist. Die an erster Stelle stehende Untersuchung ist zwar die kleinste gewesen, aber eine der solidesten und prospektiv. Das Resultat spricht für sich selbst. Die zweite Untersuchung mit demselben negativen Ergebnis ist retrospektiv. Retrospektiv ist eine Selektion der Patienten nicht auszuschließen, die das Endergebnis verfälschen kann. Die dritte Studie hat gewissen Erfolg gehabt, obwohl 24 von 163 antikoagulierten Patienten weiter Attacken hatten, einer an einem Schlaganfall starb, einer ein doppelseitiges Subduralhämatom bekam und einer eine Subarachnoidalblutung. 5% ernste Blutungskomplikationen wurden beobachtet. In anderen Therapiestudien sind schwere Blutungskomplikationen ebenfalls nicht gerade selten gewesen.

Mehrere Autoren haben die Wirkung von Antikoagulantien mit der von ASS verglichen, um zu sehen, was besser ist. In der ersten aus 1980 (Tab. 3) ist die Zahl neuer ischämischer Ereignisse unter ASS/DP etwas größer gewesen, ebenso wie in einer anderen Studie aus 1981 (Tab. 4). Die Unterschiede im Hinblick auf die Infarktinzidenz erreichen aber kein Signifikanzniveau. Entsprechendes gilt für die Ergebnisse einer 1982 veröffentlichen Therapiestudie (Tab. 5).

Weniger kontrovers als der Einsatz von Antikoagulantien bei TIA ist die Indikation im Stadium des progredienten Insultes. Hier erfordert die Dringlichkeit der Situation die Vollheparinisierung. Vor Therapiebeginn sollte möglichst ein Computertomogramm herangezogen werden, damit kein hämorrhagischer Infarkt oder ein intracerebrales Hämatom antikoaguliert wird. Am überzeugendsten ist nach wie vor das Resultat einer Untersuchung aus dem Jahr 1962 mit einer bemerkenswert geringeren Zahl weiter fortschreitender Insulte und tödlicher Hirninfarkte unter der Antikoagulation (Tab. 6), besonders nach dem ersten Behandlungsmonat. Eine Bestätigung dieser Ergebnisse durch eine weitere gründliche Untersuchung wäre wünschenswert. Über die Wirkung von Thrombozytenhemmern auf progredient verlaufene Insulte gibt es bisher keinen Bericht.

Wenn der Infarkt komplett geworden ist, können Antikoagulantien daran nichts mehr ändern. Zur Prophylaxe von einer Beinvenenthrombose wird lediglich niedrig dosiertes Heparin benutzt. Gleichzeitige Thrombozytenfunktionshemmung und induzierte Blutverdünnung mit Dextran 40 kann Blutungskomplikationen hervorrufen, die manchmal chirurgische Intervention verlangen, so daß vor dieser Dreierkombination zu warnen ist.

Eine umstrittene Indikation zur Antikoagulantientherapie sind Hirnembolien, die aus dem Herzen stammen. Die erhöhte Rezidivgefahr verlangt es, damit so bald wie möglich zu beginnen, sofern keine Kontraindikation besteht. Da Embolien aber zur hämorrhagischen Infarzierung neigen, steht der frühen Antikoagulation das Risiko einer durch die Behandlung verstärkten Blutungsneigung in den Infarkt gegenüber. Voraussetzung für den Einsatz dieser Therapie ist, daß weder die Cerebrospinalflüssigkeit noch das CT Anhaltspunkte für eine hämorrhagische Infarzierung liefern, sonst muß man 2-3 Wochen lang warten. Septische Embolien erfordern Antibiotika und keine Antikoagulantien wegen der Blutungsgefahr aus entzündeten Arteriensegmenten. Wenn Kontraindikationen den Verzicht auf Antikoagulantien erzwingen, kann auf die risikoarmen Thrombozytenhemmer ausgewichen werden.

Tabelle 1. Hirninfarkt-Prophylaxe mit Thrombozytenhemmern (kontrollierte Studien)

		Substanz	Effekt
ACHESON et al.	1969	DP	–
AITIA-Studie	1977/78	ASS	+[a]
Heidelberg-Studie	1977	ASS	+[b]
Canada-Studie	1978	ASS	+[c]
		SP	–
		SP+ASS	+[c]
WORTHINGTON et al.	1978	ASS	+
Memphis-Studie	1979	SP	+
Lund-Studie	1980	ASS	+
AMIS	1980	ASS	+
PARIS	1980	DP+ASS	+
		ASS	+
Boras-Studie	1981	DP+ASS	+
ATIAIS	1982	ASS	+[c]
		SP	+
CANDELISE et al	1982	SP+ASS	+
AICLA-Studie	1983	ASS	+[d]
		DP+ASS	+[d]
SORENSEN et al.	1983	ASS	–

a) signifikant für Pat. mit wiederholten Attacken und arteriosklerotischen Gefäßwandveränderungen an der Karotis

b) signifikant für Karotisattacken, nicht für vertebrobasiläre

c) signifikant für Männer, nicht für Frauen

d) signifikant für Karotisattacken und vertebrobasiläre

Tabelle 2. Antikoagulation - TIA

	Patienten A	K	Monate A	K	Infarkte A	K
Pearce 1965	17	20	11	11	1	1
Toole 1975	21	56	27	46	6	7
Olsson 1976	163	104	23	21	0	6

Tabelle 3. Antikoagulantien - ASS Vergleich der Wirkung

	AK n=68	ASS/DP n=67
Beobachtungszeit	12 Mon.	12 Mon.
TIA	9	13
Hirninfarkt	1	3
Hirnblutung	1	0

(nach Olsson et al. 1980)

Tabelle 4. Antikoagulantien - ASS Vergleich der Wirkung

	AK n=60	ASS/DP n=65
Beobachtungszeit	24 Mon.	24 Mon.
TIA	10	16
Hirninfarkt	2	4

(nach Burén et al. 1981)

Tabelle 5. Antikoagulantien - ASS Vergleich der Wirkung

	AK n=92	ASS/DP n=96
Beobachtungszeit	35 Mon. (91%)	31 Mon. (63%)
TIA	21%	35%
Hirninfarkt	7%	15%

(nach Eriksson 1982)

Tabelle 6. Antikoagulation - Progredienter Insult (Baker et al. 1962)

	A	K
Patienten	61	67
Monate	12	15
Weitere Progression	8 ⎫	21 ⎫
+ Hirninfarkt	5 ⎬ 23%	10 ⎬ 46%
+ Hirnblutung	1 ⎭	0 ⎭

Diskussion - Vortrag Dorndorf

Heidrich:

Herr Dorndorf, mit welcher ASS-Dosierung arbeiten die
zur Zeit laufenden neueren Studien im zerebralen
Bereich, die Sie eben schon angesprochen haben.

Dorndorf:

Ich weiß das nicht genau, Herr Heidrich, aber ich glaube, man nimmt 975 Milligramm ASS und 3 mal 75 Milligramm Persantin.

Straub:

Herr Prof. Dorndorf, können Sie noch einmal auf das
Problem der Antikoagulation eingehen? Wir müssen uns
ja vor Augen halten, daß die Nebenwirkungen des Mar-
cumars nicht unbeachtlich sind. Nach Untersuchungen
holländischer Autoren kommt auf 2 Behandlungsjahre ein
Todesfall und 80% dieser Todesfälle sind Hirntodesfälle
gewesen. Bei welchen Patienten geben Sie Antikoagulantien?

Dorndorf:
Wenn ich die Frage jetzt ausführlich beantworten soll, dann nehme ich das Thema der nächsten 2 Stunden mit vorweg. Aber kurz: Wenn Sie einen partiellen Infarkt mit geringen Ausfällen haben und sich nicht operieren lassen wollen und wenn eine Emboliequelle im Herzen nachgewiesen worden ist, dann ist eine Antikoagulation nach einhelliger Meinung langfristig indiziert, solange die Emboliequelle existiert. Bei einem progredienten Insult mit allmählich anlaufender neurologischer Symptomatik ist unter bestimmten Sicherheitskautelen die Vollheparinisierung gerechtfertigt, um zu versuchen, die Entwicklung des kompletten Strokes aufzuhalten. Und bei den transitorisch-ischämischen Attacken sollte man bereits nach der ersten Attacke bis zum Zeitpunkt der Operation antikoagulieren und nach der Operation Plättchenhemmer geben.

Janz:
Woher weiß man, daß 1 Gramm ASS ausreicht, um eine Prophylaxe zu ermöglichen. Gibt es ASS-Plasmaspiegel.

Dorndorf:
Das weiß ich nicht. Das überschreitet meine Kompetenz als Neurologe. Aber die Amerikaner haben von Anfang an nicht 1,5 g ASS, sondern 1,3 g gegeben, weil die Aspirin-Tabletten nur soviel enthalten. Lediglich in Deutschland hat man immer mehr gegeben und nun ist die Tendenz eben zu den doch etwas niedrigeren Dosen allgemein geworden. Man meint, daß jetzt ein Gramm pro Tag ausreicht, um einen thrombozyten-aggregationshemmenden Effekt zu erreichen.

Schiffter:
Ich möchte noch einmal auf die Frage von Herrn Straub zurückkommen. Das Problem ist ja doch, wie sicher ist

die Differentialdiagnose zwischen einem Infarkt und einer Embolie. Wie weit treiben Sie die Suche nach Emboliequellen, wenn Sie den Verdacht auf einen embolischen Hirninsult haben. Und eigentlich muß man den ja immer haben, weil wir in der letzen Zeit Embolien viel häufiger sehen als das früher gedacht wurde. Führen Sie jedesmal eine Angiographie durch, weil wir die arteriosklerotischen Beete der supraaortalen Gefäße als Emboliequelle ansehen müssen, und fahnden Sie jedes Mal nach einem Mitralklappenprolaps, und wieviel Ihrer Patienten mit zerebralen Insulten werden überhaupt marcumarisiert?

Dorndorf:
Also um die zweite Frage vorwegzunehmen: Etwa 5% oder weniger. Und wir versuchen eine Diagnostik mit der Echokardiographie, der Dopplersonographie und dem Angiogramm immer möglichst intensiv vorzunehmen.

Lahnstein:
Gibt es Untersuchungen über die Blutungshäufigkeit bei Asasantin und Colfarit. Wie lange soll eine Plättchen-Aggregationshemmung durchgeführt werden.

Dorndorf:
Ich kenne keine einzige schwere Blutungskomplikation unter Plättchen-Hemmern. Eine Blutung in einen Infarktbereich hinein oder ein spontanes intrazerebrales Hämatom gibt es nur unter Antikoagulantien. Die Frage, ob eine Limitierung der Therapie mit plättchensuppressiven Mitteln bei transitorisch-ischämischen Attacken zu empfehlen ist, richtet sich nach den Erfahrungen im Spontanverlauf. Die besagen, daß das Risiko, im Anschluß an die erste Attacke, in den ersten 4 - 8 Wochen einen Infarkt zu erleiden, erheblich ist, während es in den folgenden Monaten abnimmt. Natürlich gibt es auch

Infarkte, die sich später manifestieren, und deshalb gibt es keine feste Richtlinie, wie lange man mit Plättchen-Hemmern behandeln soll. Aber es erscheint gerechtfertigt, länger zu therapieren.

Marx:
Herr Dorndorf. Ich habe eine Frage: Wie häufig ist die Frequenz von Magenblutungen nach mikroverkapselter Acetylsalicylsäure. Vor zwei Jahren wurde auf einem Symposium behauptet, so etwas gäbe es nicht, ich selbst aber habe eine tödliche Magenblutung und zwei weitere Magenblutungen mit günstigem Ausgang erlebt.

Dorndorf:
Was die Zahl der durch Aggregationshemmer wie ASS provozierten gastrointestinalen Blutungen angeht, kann ich nur auf kanadische, sehr umfangreiche Untersuchungen verweisen, wo die Zahl der Magenblutungen unter den Patienten, die Placebo nahmen, größer war als die Zahl der Magenblutungen in der Aspirin-Gruppe.

Neuerburg-Häussler:
Ich möchte eigentlich noch ganz gern aus unserer prospektiven Studie etwas zur Wahl der ASS-Präparate sagen. Wir haben an dem Modell der Femoralarterienstenose ASS gegen Placebo und gegen Asasantin geprüft. Und dabei hat ASS allein einen deutlich günstigeren Effekt gehabt. Dasselbe habe ich voriges Jahr in München bei Herrn Maurer gehört. Es sieht also so aus, als ob reines ASS das günstigste Präparat sei.

Indikationen zur extra-intrakraniellen Bypass-Operation

F. Oppel und M. Brock, Berlin

Seit der Erstbeschreibung durch DONAGHY und YASARGIL 1967 hat die extrakranielle Bypass-Chirurgie vor allem in den letzten Jahren weltweit große Verbreitung gefunden und eine sehr schnelle Entwicklung durchgemacht, obwohl der Erfolg der Methode auch heute noch nicht als gesichert angesehen werden kann. Das Ergebnis einer randomisierten, in Zusammenarbeit zwischen Zentren in Kanada, USA und Europa durchgeführten Studie (BARNETT/ PEERLESS) über die Wirksamkeit dieser operativen Therapie steht noch aus. Die hohe Zahl der Eingriffe erklärt sich trotz fraglichem Langzeiterfolg aus der großen Zahl der cerebrovaskulären Neuerkrankungen, die pro Jahr allein in der Bundesrepublik Deutschland bei ca. 100.000 liegt und deren Anteil von 25% an allen Todesursachen. Dahinter steht aber auch der Wunsch des Therapeuten, in einen scheinbar schicksalhaften Verlauf einzugreifen aus der Kenntnis, daß einem manifesten Hirninfarkt in mehr als 50% eine einmalige und in weiteren 20% der Fälle eine zweimalige transiente ischämische Attacke (TIA) vorausgeht. Hier liegt in der Tat die Chance der Bypass-Chirurgie, nämlich durch operative Revaskularisation die Hirndurchblutung zu verbessern und damit die Gefahr eines Rezidivs eines TIA erheblich zu senken. Betrachtet man den Spontanverlauf eines TIA (ohne jegliche Therapie), so liegt das Risiko eines folgenden cerebralen Infarktes bei 40-50%. Eine weitere, wesentliche Chance der Bypass-Chirurgie besteht darin, daß durch das Anlegen zusätzlicher Kollateralen das Blutangebot erhöht und auf diesem Wege eine Besserung neurologischer Ausfälle erreicht werden kann. Es gilt, das Operationsrisiko den hier genannten Risiken gegenüberzustellen.

Selektion der Patienten

Um die für eine extra-intrakranielle Bypass-Operation geeigneten Patienten auswählen zu können, bedarf es bei einem so vielschichtigen Problem wie der cerebrovaskulären Erkrankung einer klaren Entscheidungsabfolge, der die Kriterien der Tab. 1 zugrunde liegen. Die ersten und ohne Zweifel wichtigsten Parameter zur Operationsentscheidung sind die Anamnese des Patienten und das Ergebnis der klinischen Untersuchung.

Indikation bei TIA und PRIND

Geht man davon aus, daß die Bypass-Operation die Häufigkeit weiterer cerebraler ischämischer Insulte beeinflußt und bei einigen Patienten neurologische Ausfälle durch Erhöhung des kollateralen Blutangebotes gebessert werden können, so sind Patienten mit transienten ischämischen Attacken und vollständiger Rückbildungsfähigkeit neurologischer Ausfälle voll in die Indikationsliste aufzunehmen (TIA = transient ischemic attack, PRIND = prolonged reversible ischemic neurological deficit) (Tab. 2).

Indikationen bei "Completed stroke" (CS) und Zusatzuntersuchungen

Unklar erschien bisher die Indikation beim Vorliegen eines Vollbildes eines Schlaganfalls (CS = completed stroke) in seinen Abstufungen "mild, moderate und severe" sowie beim progressive stroke (PS). Sie ist abhängig zu machen vom Ergebnis weiterer diagnostischer Maßnahmen. An erster Stelle steht hier die Computertomographie (CT). Sie versetzt uns in die Lage, das ganze Ausmaß morphologischer Veränderungen infolge einer cerebralen Ischämie zu erkennen, die Interpretation der Befunde bezogen auf die Auswahl geeigneter Patienten zur Bypass-Operation geschieht allerdings weitgehend empirisch mit der Einschränkung, daß vergleichende

Untersuchungen mit der regionalen Hirndurchblutungsmessung vorliegen (SCHMIEDEK et al., 1977) und ein massiver Infarkt, der nicht in die Indikationsliste aufzunehmen ist, ohnehin in der Regel mit einem "severe CS" einhergeht. Nur eine relative Indikation zur Bypass-Operation besteht bei dem CT-Befund eines strategischen Infarktes. Hierbei handelt es sich um meist umschriebene Ischämien aufgrund tiefsitzender Gefäßverschlüsse (Corona radiata), deren Beeinflussung durch eine Erhöhung der corticalen Durchblutung schon aus anatomischen Gründen nicht möglich ist. Schließlich erlaubt uns das CT, den Patienten zu erkennen, dessen cerebrale Ischämie aufgrund eines Hirntumors aufgetreten ist.

Es muß betont werden, daß im Rahmen der Diagnostik auf bei Patienten mit cerebrovaskulärer Erkrankung häufig zu findende Risikofaktoren geachtet werden muß, die eine Kontraindikation zur Operation darstellen. Es sind dies: die kardiale Arrhythmie, die schwere Hypertonie und der nicht einstellbare Diabetes mellitus.

Klar wird die Indikation zur Bypass-Operation beim Vorliegen eines completed stroke (CS) dann, wenn man sie unter Berücksichtigung aller genannten Kontraindikationen mit der Frage verbindet:
Hat der Patient durch ein erneutes ischämisches Geschehen noch etwas zu verlieren, was durch eine Bypass-Operation geschützt werden könnte?

<u>Angiographie</u>
Ein weiterer wichtiger Einzelparameter zur Operationsentscheidung ist die cerebrale Angiographie. Sie liefert konkrete Informationen zur Planung und zum Management der Operation. Die Indikation zur extra-intrakraniellen Bypass-Operation besteht bei Verschluß der A. carotis int. in ihrem extra- und intrakraniellen Verlauf, der intrakraniellen Stenose dieses Gefäßes und

bei Verschluß oder Stenose der A. cerebri media oder
eines ihrer Äste. Als weitere Parameter sind die Dopplersonographie und die regionale Hirndurchblutungsmessung zu nennen, die als Ergänzungsuntersuchungen, vor
allem aber zur raschen Orientierung und ersten Selektion der Patienten von großem Nutzen sind. Ihre weitere
Bedeutung liegt in der Verlaufsbeobachtung. Die Angiographie sollte immer eine Aortenbogendarstellung be-
inhalten, wegen der nicht seltenen Abgangsstenosen der
großen cerebralen Gefäße im Bereich des Aortenbogens.

Erfahrungen und Vorgehen

Die eigenen Erfahrungen bei 120 Patienten haben gezeigt, daß in mindetens 6 Fällen das Auftreten einer
erneuten cerebralen ischämischen Attacke nach erfolgreicher Bypass-Operation auf ein embolisches Geschehen
mit und ohne Verschluß des Bypasses zurückzuführen war,
bedingt durch nicht sanierte Wandunregelmäßigkeiten im
Bereich der A. carotis communis, einer Abgangsstenose
der A. carotis externa oder/und einem Stumpf der A. carotis interna als embolischem Streuherd (Abb. 1). Daher
sind wir dazu übergegangen, wenn eine Sanierung der
Halsgefäße zusätzlich zum Bypass erforderlich ist,
prinzipiell einzeitig, zusammen mit den Gefäßchirurgen,
die Sanierung der Halsgefäße und das gleichzeitige
Anlegen der extra-intrakraniellen Gefäßanastomose
durchzuführen. Dies bringt den Vorteil nur einer Narkose, eine Minderung des Risikos von Embolien aus den
Halsgefäßen und eine sofortige Erhöhung des Durchfluß-
parameters durch die Anastomose. Die ersten Ergebnisse
sind ermutigend, sie lassen aber noch keine Aussage zur
Richtigkeit dieses Vorgehens zu. (Zum Vorgehen siehe
auch Tab. 3).

Operationstechnik

Die Indikationsstellung zur Bypass-Operation ist natürlich auch von der Operationstechnik abhängig. Die

Vorteile des einzeitigen extra- und intrakraniellen Vorgehens wurden bereits genannt. Das Anlegen des Bypasses selbst muß heute, abgesehen vom Narkoserisiko, als wenig belastend angesehen werden. Der Hautschnitt wird neben der zur Anastomose verwendeten A. temporalis superficialis geführt und überschreitet kaum die erforderliche Länge des Gefäßes zur Anastomose (ca. 8 cm). Wie die Abb. 2 zeigt, ist nur ein erweitertes Bohrloch anstelle einer großen Trepanation nötig als Zugang zum corticalen Gefäß, das in der Nähe der Sylvischen Furche aufgesucht wird. Die extra-intrakranielle Anastomose ist eine End-zu-Seit-Anastomose, die mit Einzelknopf-Nähten der Stärke 10x0 angelegt wird. Durch die Anwendung von Human-Fibrinkleber kann die Anzahl der Nähte um ca. 40% vermindert werden. Aus der Abb. 3 wird deutlich, daß unter den angegebenen Bedingungen eine Anastomose erfolgreich angelegt werden kann.

Komplikationen

Keine Indikationsstellung ohne die Kenntnis der Komplikationen! Aufgrund der eigenen Erfahrungen, die sich weitgehend mit denen anderer Autoren decken, ist mit einer fehlenden Durchgängigkeit des Bypasses in 10-15% zu rechnen. Ursache ist neben operationstechnischen Mängeln und einem erneuten embolischen Verschluß ein fehlender Druckgradient über den Bypass. Daher ist zur Indikationsstellung die genaue angiographische Kenntnis der kollateralen Versorgung des betroffenen Gebietes erforderlich. Die Operationsmorbidität beträgt 2%, die -mortalität zwischen 2 und 4%. Im einzelnen handelt es sich dabei um eine postoperativ vorübergehende oder bleibende Verschlechterung bestehender neurologischer Ausfälle, ein erneuter Schlaganfall, Epilepsie, Einblutung in das zuvor ischämische Hirn, ein sub- bzw. epidurales Hämatom und Hautnekrosen im Operationsbereich.

In Kenntnis des Operationsrisikos erscheint unter strenger Einhaltung der Entscheidungsabfolge die Indikationsstellung leicht. Nach den Kriterien dieser Arbeit sollte die Auswahl der richtigen Patienten zur Operation etwas einfacher geworden sein.

Tabelle 1. Diagnoseschema zur Auswahl der Patienten in der Bypass-Chirurgie

ANAMNESE

KLINISCHE UNTERSUCHUNG

↓

CT

↓

DOPPLER

↓

ANGIOGRAPHIE

↓

HIRNDURCHBLUTUNGSMESSUNG

Tabelle 2. Klinische Einteilung cerebraler Ischämien nach Schweregrad

	BIS 1982	z.Zt.
TIA	+	+
RIND	+ / −	+
PRIND	+ / −	+
CS	−	+ / −

TIA: transient ischemic attack;
RIND: reversible ischemic neurological deficit;
PRIND: prolonged RIND;
CS: completed stroke;
+: Operationsindikation;
+/-: Relative Indikation

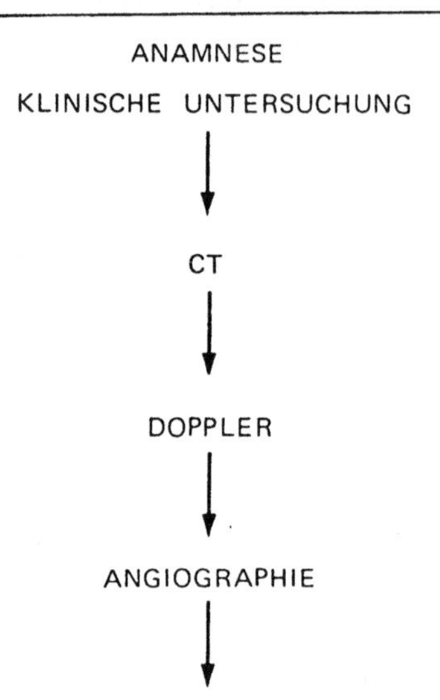

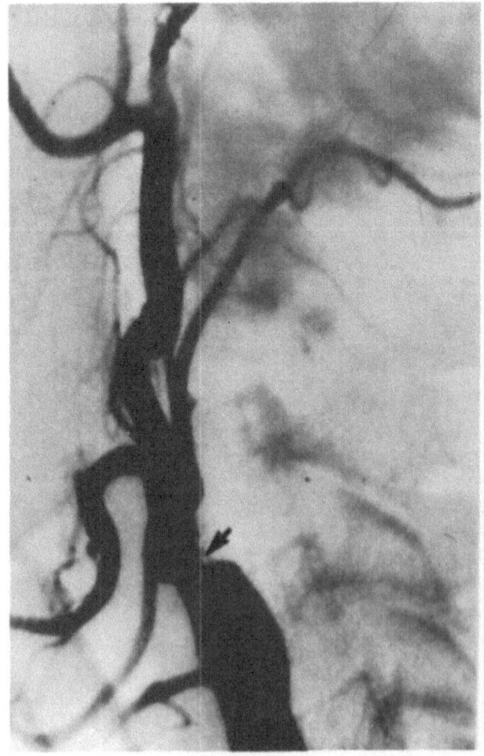

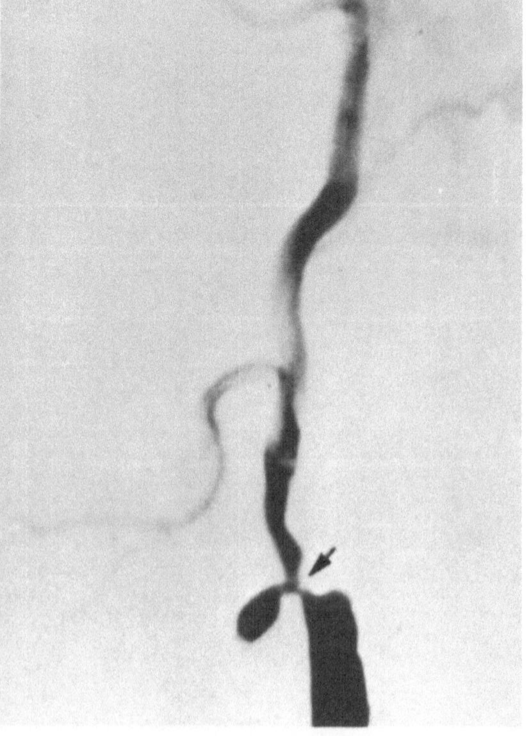

Abb.1. Beispiele von Abgangsstenosen der A.carotis externa bei vollständigem Verschluß der A.carotis interna, die der Sanierung vor der Bypass-Operation bedürfen (heute einzeitig)

Tabelle 3. Lokalisation der morphologischen Ursache der cerebralen Ischämie und Zuordnung des indizierten chirurgischen Vorgehens

URSACHE	VORGEHEN
REIN EXTRAKRANIELL	EXTRAKRANIELLE VERSORGUNG EVTL. NACH BYPASS (ZWEIZEITIG)
REIN INTRAKRANIELL	BYPASS
EXTRA – UND INTRA – KRANIELL	EXTRA – UND INTRAKRANIELLE VERSORGUNG SEIT 1982 EINZEITIG ("STEGLITZER APPROACH")

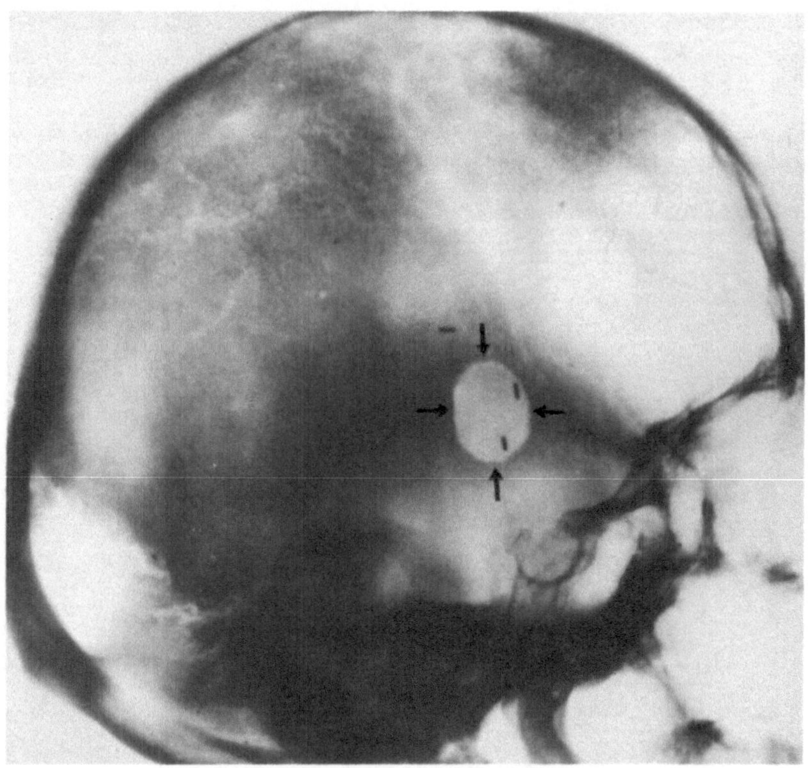

Abb.2. Kleine Trepanation (erweitertes Bohrloch) zum Anlegen einer extra-intrakraniellen Anastomose

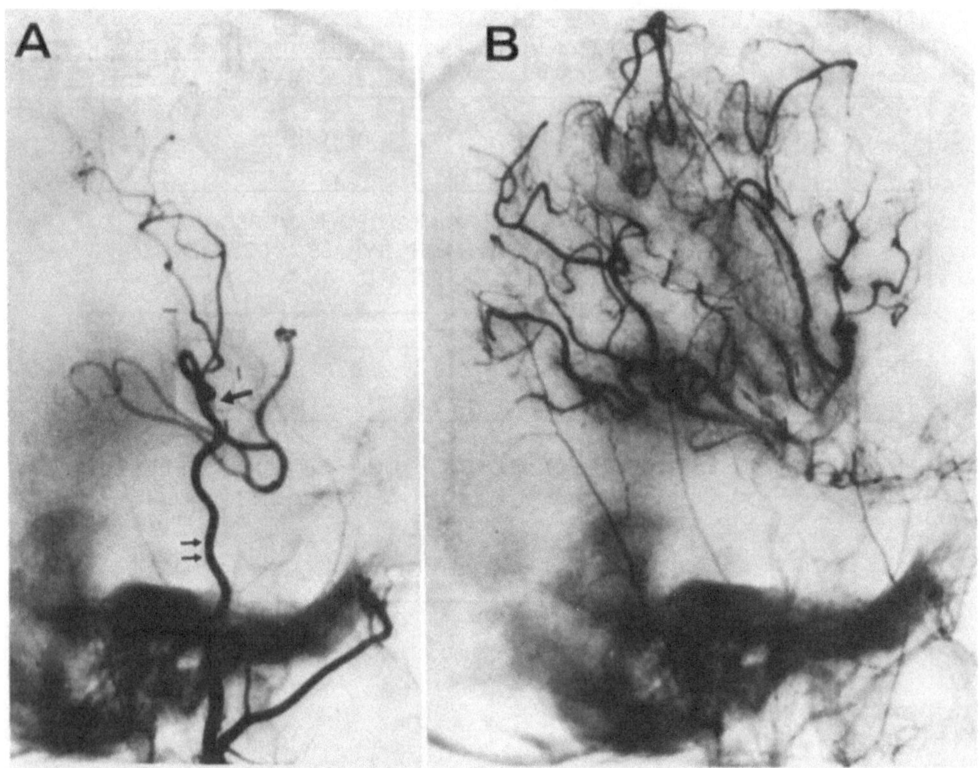

Abb.3. Postoperative Angiogramme. A Frühe Füllungsphase; die A.temporalis superficialis (Doppelpfeil) hat an Kaliberstärke zugenommen, gute Füllung der Mediagruppe. B Späte Füllungsphase; sie zeigt das Ausmaß der möglichen Versorgung über einen extra-intrakraniellen Bypass

<u>L I T E R A T U R</u>

BARNETT/PEERLESS:
Cooperative study of extracranial/intracranial arterial anastomosis
(EC/IC Bypass Study) Research Protocol

DONAGHY, R.M.P.:
What's new in surgery? Neurological surgery.
Surg. Gynecol. Obstet. 134: 269-271, 1972

SCHMIEDER, P., LANKSCH, W., OLTEANU-NERBE, V. et al.:
Combined use of regional cerebral bloods flow measurement and computerized tomogrphy for the diagnosis of cerebral ischemia.
In: Microsurgery for stroke. Schmiedek, P., Gratzl, O., Spetzler, R. (eds.). Springer, Berlin, Heidelberg, New York, 1977

YASARGIL, M.G.:
Microsurgery applied to neurosurgery.
New York: Academic press 1969, pp. 105-155

Diskussion - Vortrag Brock

Heidrich:

Vielen Dank, Herr Brock, für diese klare Philosophie, an der wir partizipieren durften. Wir sind trotz mancher Vorbehalte gegen eine operative Intervention auch der Auffassung, daß dort, wo man nichts mehr verderben kann, eigentlich nur noch Gewinn genutzt werden sollte, und wir glauben, daß die Kombination einer Carotischirurgie mit einer gleichzeitigen extraintrakraniellen Anastomose in ausgewählten Fällen sinnvoll sein kann.

Fischer:

Ich habe noch nicht ganz die Differenzierung verstanden, Herr Brock, die Sie zwischen kurativer und prophylaktischer Behandlung getroffen haben. Wenn Sie sagen, daß Sie beim kompletten Schlaganfall behandeln, um zu vermeiden, daß ein Patient, der halbseitengelähmt ist, noch eine Aphasie bekommt, dann ist es ja eigentlich auch eine Form der Prophylaxe. Und dann wäre natürlich wichtig, weiter zu fragen, in welchem Stadium des kompletten Schlaganfalles operieren Sie denn? Sind das frische Fälle? Oder operieren Sie erst nach einer gewissen Zeitspanne? Ich meine, das Erfolgserlebnis, daß ein Patient, der aphasisch war, plötzlich wieder spricht, hat man natürlich auch bei medikamentöser Behandlung.

Brock:

Ich glaube, daß diese Frage eigentlich die entscheidende Frage ist. Wir Chirurgen, die sich mit diesem Metier befassen, haben bisher schwarz-weiß gesehen. Natürlich ist es völlig präventiv, wenn man sagt, man möchte verhindern, daß der Hemiplegiker noch aphasisch wird. Was ich mit 'kurativ' meine, sind seltene Fälle, die ohne Symptome zu haben, bei einer atraumatischen

Hirndurchblutungsmessung ein Minderdurchblutungsgebiet im Cerebrum aufweisen; und der Operationszeitpunkt ist immer dann zu wählen, wenn wir nicht mehr Angst haben, durch die Durchblutungsverbesserung, die wir zu erzeugen hoffen, einen weißen in einen roten Infarkt zu verwandeln. Wir operieren also z.B. nicht, wenn im Computertomogramm nach Konstrastmittelgabe zu erkennen ist, daß mit einer Störung der Bluthirnschranke gerechnet werden muß. Die präoperative Computertomographie gibt die Indikation für den Zeitpunkt der Durchführung an.

<u>Janz</u>:
Halten Sie eine Anastomose auch bei einem strategischen Infarkt für angebracht.

<u>Brock</u>:
Gerade der strategische Infarkt ist einer, wo Sie natürlich an der Hemiplegie nichts mehr ändern können. Wenn dieser strategische Infarkt durch eine Einengung der Arteria cerebri media zustandegekommen ist, kann man einen kortikalen Infarkt mit eventueller Aphasie vielleicht vermeiden, wenn man eine Anastomose anlegt. Ich kann die Frage aber nicht pauschal beantworten. Nur ist ein Patient, der einen strategischen Infarkt erlitten hat, nicht von einer Externa-Interna-Anastomose ausgeschlossen.

<u>Diskussionsteilnehmer</u>:
Was machen Sie bei Patienten mit einem Externa-Interna-Bypass, wenn Sie feststellen, daß der Bypass wieder zugegangen ist. Versuchen Sie es ein zweites Mal?

<u>Brock</u>:
Ja, wir haben eine ganze Reihe von Patienten, wo zu unserer Enttäuschung die Anastomose zugegangen war, reoperiert, und zwar nicht reoperiert, weil wir lediglich in den Röntgenaufnahmen gesehen haben, daß das Angiogramm einen Verschluß zeigte, sondern weil die Symtoma-

tik wieder aufgetreten war. Und wenn wir beim ersten Mal der Auffassung waren, wir können durch eine Anastomose helfen, dann müssen wir Sie auch ein zweites Mal machen.

Dorndorf:

Lieber Herr Brock, Sie haben ja sehr mutig und ehrlich Ihre Philosophie dargelegt über den extrakraniellen Bypass. Und Sie meinen doch auch, wie ich, daß man irgendeinen Maßstab haben muß, um den Nutzen dieses Verfahrens zu messen. Und dazu braucht man Kontrollgruppen. Und umfangreiche internationale Studien über einen extra-intrakraniellen Bypass, die zur Zeit laufen, deren Ergebnis aber noch etwa zwei Jahre auf sich warten lassen werden, zeigen bereits jetzt, daß die Langzeitergebnisse eines extra-intrakraniellen Bypass schlechter aussehen als das, was man mit Aspirin erreichen kann.

Brock:

Hier ist sicher noch vieles in Fluß. Wenn aber die Studie tatsächlich so ausgehen sollte, dann könnte man sich vorstellen, daß man z.B. die Patienten, bei denen Aspirin keinen Erfolg hatte, einer Operation unterzieht. Und man lernt mit der Zeit.

Indikationen zur operativen Intervention bei Carotisstenosen und -verschlüssen – aus chirurgischer Sicht

U. Stockmann, Berlin

Aus der Literatur ist bekannt, daß 30 bis 60% der Patienten mit transitorischen ischämischen Attacken (TIA) in einem absehbaren Zeitraum von drei bis fünf Jahren einen kompletten Schlaganfall erleiden.

Für die meisten von uns ist das Schicksal des gelähmten, dysphasischen Patienten nach Schlaganfall eines der schlimmsten Leiden, die wir miterleben müssen. Deswegen werden die Patienten ja in der Regel aus unserem Gesichtskreis verbannt und in ein Siechenheim abgeschoben.

Unser tägliches Bemühen basiert auf der Prämisse, daß die Chirurgie der supraaortischen Äste die beste und risikoärmste Schlaganfallprophylaxe darstellt, die es zur Zeit gibt.

Die TIA sehen wir als Vorboten des Schlaganfalls an. Es gibt daher nach dopplersonographischer Diagnostik und eventuell angiographischer Dokumentation einer Carotis-interna-Stenose keine Zweifel an der Indikation zur Operation.

Strittig sind evtl. die Entscheidungen bei der asymptomatischen Carotisstenose und nach dem Schlaganfall bei bleibendem neurologischen Defizit.

Ich möchte Ihnen nicht so sehr eine Literaturübersicht bieten, sondern vielmehr Ihnen berichten, wie wir es im Alltag halten.

Zunächst einige Zahlen, die uns sozusagen legitimieren sollen, diese Aussagen machen zu können. Seit 1.1.1982 haben wir 179 Operationen an den supraaortischen Ästen durchgeführt. Ein Patient starb an den Folgen des Schlaganfalls der nicht operierten Seite. Viermal beobachteten wir neurologische Komplikationen. Es waren Paresen des rechten Armes, die sich einmal völlig, das andere mal gut zurückbildeten. Zwei Patienten sind wegen des kurzen Zeitraums nach dem Eingriff noch nicht beurteilbar.

Direkte Nervenschäden durch den operativen Zugang sind denkbar. Wir haben keine bleibenden Hypoglossus-Schäden in dieser Serie gesehen. Fünfmal registrierten wir leichte Facialisparesen, die die Patienten nicht störten. Diese Facialisparesen sind sicherlich durch Hakendruck zu erklären.

Man kann also guten Gewissens sagen, daß unabhängig vom Schwierigkeitsgrad der Operation oder dem Risikograd des Patienten unsere Ergebnisse gut sind. In der Hand des Geübten ist die Chirurgie der supraaortischen Äste risikoarm!

Die asymptomatische Carotisstenose
Bei einer isolierten Internaveränderung sollte dopplersonographisch nachgewiesen sei, daß diese Stenose hämodynamisch wirksam ist. Vor jedem chirurgischen Eingriff - wo durch Blutverlust und Narkose hypotensive Phasen zu erwarten sind - sanieren wir diese hämodynamisch wirksame Stenose.

Bei doppelseitigen Veränderungen operieren wir schon bei Stenosegraden ab 50%. Bei dieser Form der Prophylaxe wird eine Seite operiert, dann die Rekonstruktion der Peripherie angeschlossen und die Sanierung der zweiten Seite während der Nachbeobachtungsphase nach Bedarf entschieden, das heißt, wir machen es vom dopplersonographischen Befund oder von den eventuellen Symptomen abhängig.

Der ulcerative Plaque

Eine besondere Indikation zur Carotischirurgie ist der ulcerative Plaque. Häufiger ist er im B-Scan als im Angiogramm erkennbar. Bei rezidivierenden ischämischen Attacken ist der nachgewiesene ulcerative Plaque ein Grund zur Operation. Auch, wenn man sich nicht vorstellen kann, wie die Mikroembolie immer dasselbe Areal treffen soll, ist es doch für uns häufig erstaunlich, was für Material am Kraterrand eines ulcerativen Plaques zu finden ist.

Üblicherweise wird die Carotischirurgie beim Schlaganfall abgelehnt. Beim <u>akuten Carotisverschluß</u> gibt es das berechtigte Argument der Einblutung in das ischämisch erweichte Gewebe nach der Rekonstruktion.

Es gibt jedoch Gründe für die Intervention, die man bei einigen wenigen Patienten - also nicht im Regelfall - überlegen sollte.

1. Aus technischer Sicht spricht alles für eine frühe Thrombektomie. Je früher man thrombektomiert, um so eher kann man erwarten, daß man das Gerinsel in toto entfernen kann. Nach sechs Wochen gelingt dies nur in 30, höchstens 50%.

2. Bei den seltenen Krankheitsbildern des progressive stroke, wo man richtig miterleben kann, wie Stunde um Stunde die Lähmung zunimmt, kann man sich manchmal nicht vorstellen, daß der Patient diese Krankheitsphase überleben wird.

3. Die zu fordernden Voraussetzungen für eine
   evtl. Operation wären ein aktuelles unauf-
   fälliges CT und das erhaltene Bewußtsein
   des Patienten. Ein bewiesenes Zeitinter-
   vall zwischen akutem Verschluß und Operation, das nicht nur einfach aus der Luft
   gegriffen ist, kennen wir nicht.

4. Der Patient sollte ohne Vorbehalt über das
   Für und Wider des Eingriffs aufgeklärt
   sein und ohne Zögern für die Operation vo-
   tiert haben.

Ebenso umstritten wie die Operation des akuten Carotisverschlusses ist die Operation nach dem kompletten
Schlaganfall mit verbliebenem neurologischen Defizit.
Es gibt keine aussagekräftige Testmethode, mit der man
voraussagen kann, ob ein bestimmter Funktionsausfall
reversibel ist oder nicht. An einem Einzelfall möchte
ich Ihnen die Problematik aufzeigen:
Eine Patientin, ca. 60 Jahre alt, wurde von einem Hospital zu Prof. Heidrich verlegt. Vor einem Jahr hatte
sie einen Schlaganfall erlitten. Kaum gebrauchsfähiger
Arm, gelähmtes rechtes Bein und ausgeprägte Dysphasie
waren die Folge. Durch die einjährige Bettlägerigkeit
in Kombination mit dem infrarenalen Aortenverschluß kam
es zu einer ausgeprägten Fersennekrose mit ständigen
Ruheschmerzen. Beide Femoralarterien und Subclaviaarte-
rien waren obliteriert, die arteriographische Dokumentation war entsprechend schwierig. Da ein extraanatomi-
scher subclavia-femoraler Bypass zur Schmerzbekämpfung
nicht möglich war, entschlossen wir uns zur Rekonstruktion der Beckenetage. Bei dem gefährdeten Hirnkreislauf
war es konsequent, die vorher dopplersonographisch dia-
gnostizierte Carotis-interna-Stenose links, die dann
auch angiographisch dokumentiert worden war, zuvor zu
beseitigen. Eine Woche später haben wir die Y-Prothese

zum Ersatz der Aortenbifurkation implantiert. Die Patientin konnte nach längerer Rehabilitation einwandfrei sprechend mit einer Gehhilfe allein das Krankenhaus verlassen.

Diese fast wie eine Wunderheilung klingende Geschichte können Sie erleben, wenn Sie Patienten nach einem Schlaganfall mit einer immer noch hämodynamisch wirksamen Stenose operieren.

Dabei läßt sich die Funktionswiederkehr, wie schon betont, natürlich nicht versprechen, aber ein ganz wesentliches Moment muß betont werden: Mit der Operation verschwinden häufig schlagartig depressive Verstimmungen. Etwas pathetisch ausgedrückt sagen wir: "Ausgebrannte glanzlose Gesichter beginnen wieder zu lächeln". Eine ganz aufregende Erfahrung dieser Form der Carotischirurgie!

Bevor ich Ihnen anhand von Röntgenbildern einige Indikationen demonstriere, möchte ich noch auf einen besonderen Punkt in der Indikationsliste eingehen: der Carotis-interna-Verschluß in Kombination mit der Carotis-interna-Stenose auf der anderen Seite.

Wir beseitigen in der Regel die Stenose, bevor wir den Patienten bei bestehender Symptomatik von der verschlossenen Seite zu Prof. Mario Brock schicken. Es gibt Ausnahmen. Ist der Verschluß wenige Wochen alt, lohnt sich die Probefreilegung der verschlossenen Carotis. In einigen Fällen geht die Thrombektomie, und man kann sich den extra-intrakraniellen Shunt sparen. Geht es nicht, erweitern wir die Arteria carotis externa mit einem Patch und erleichtern so - wie wir hoffen - die Arbeit von Prof. Brock.

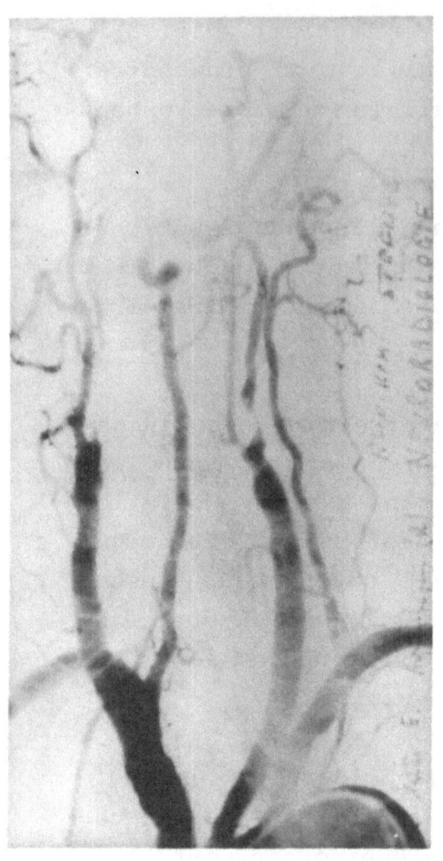
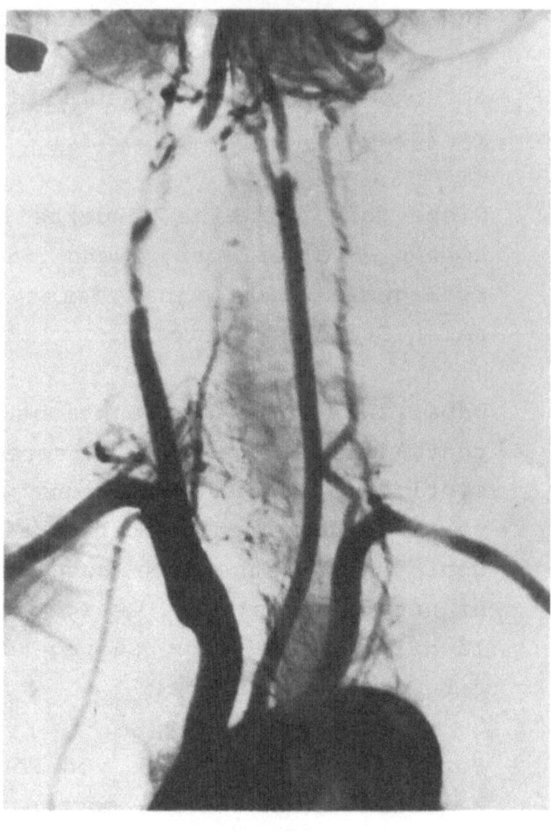

1 2

Abb.1. Carotisverschluß rechts, hochgradige Stenose links. Operation: lokale TEA links; Erfolg: deutliche Besserung des Sehvermögens

Abb.2. Asymptomatische Carotisstenose links bei 90% Lumenreduktion, absolute Op-Indikation!

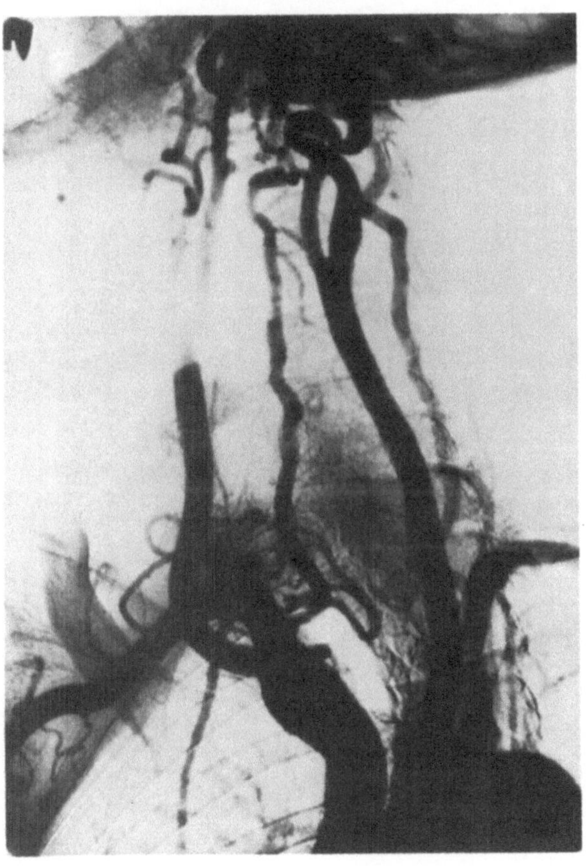

Abb.3.
Hochgradige Schleifenbildung
der linken Carotis interna

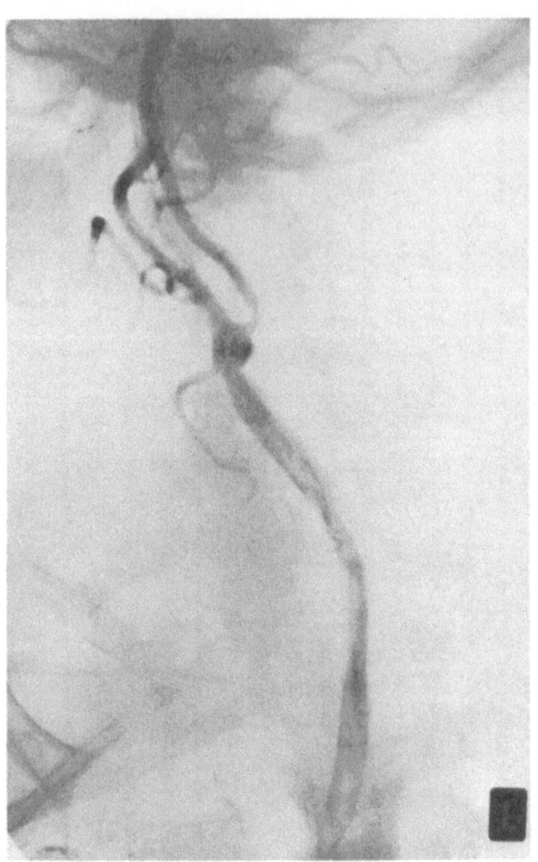 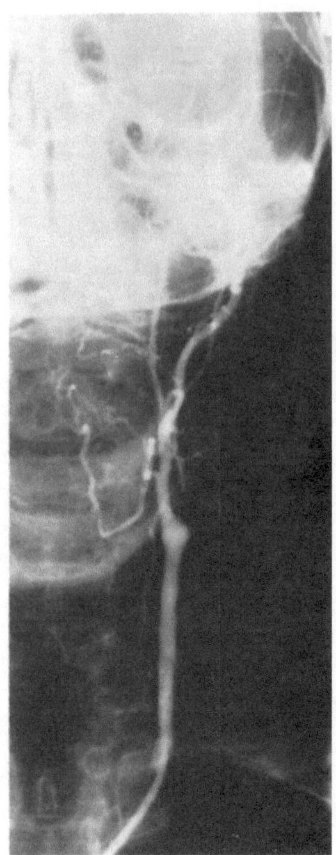

4 5

Abb.4. Zustand nach lokaler TEA ohne Patchplastik vor 3 Jahren wegen apoplektischen Insults (damals ulcerativer Plaque). Keine Besserung der Hemiparese. Jetzt zusätzliches Auftreten von Sprachstörungen. Operation: Erweiterung mit Dacronvelourpatch; Erfolg: Normale Sprache

Abb.5. Dopplerbefund: 95%ige Stenose; DISA: Verschluß. Selektive Angiographie vor dem geplanten extra-intrakraniellen Shunt: filiforme Stenose. Vorgetäuschte Hypoplasie der Interna durch diese hämodynamische Situation. Operation: Lokale TEA und Patchplastik

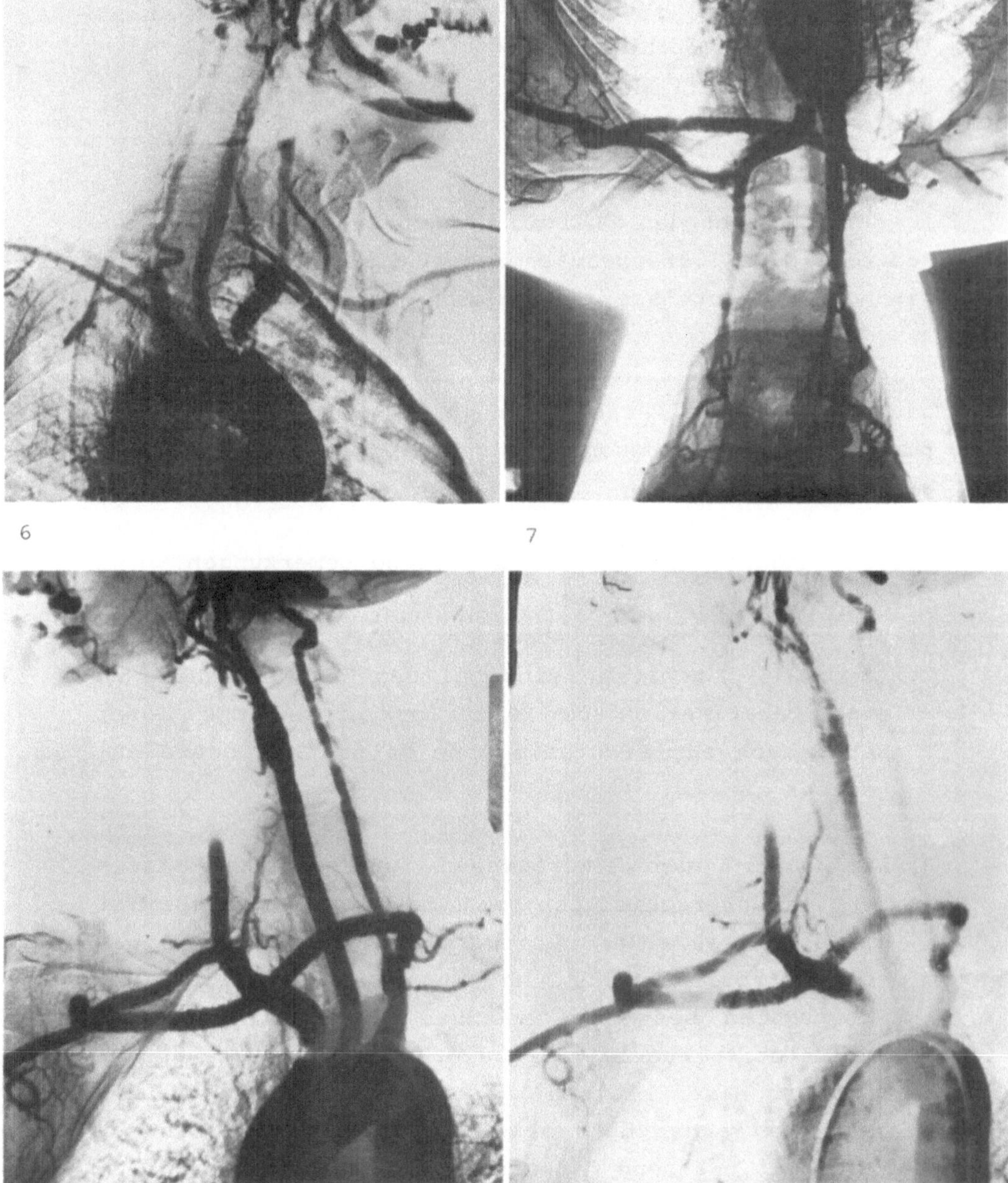

Abb.6,7,8. Ausgeprägte Symptomatik der Vertebralisinsuffizienz. Ständiges
Schwindelgefühl bis zur Gehunfähigkeit. Depression mit suizidalen Gedanken.
Hochgradige Stenose des Truncus brachiocephalicus. Verschluß der A.subclavia
links nach dem Vertebralisabgang. Ausgeprägte Knickstenose der A.vertebra-
lis links. Operation: 1. Subclavia-subclavia-bypass von links nach rechts
zur Perfusionsverbesserung der rechten Hemisphäre. 2. In gleicher Sitzung
Resektion der Vertebralis links und End-zu-End-Anastomose. Erfolg: Gehfähig-
keit, deutliche Besserung der psychischen Situation

Indikationen zur operativen Intervention bei Carotisstenosen und -verschlüssen – aus internistischer Sicht

F. Reimer, Grebenhain

In der vorliegenden Übersicht möchte ich aufgrund bekannter pathologisch-anatomischer und pathophysiologischer Erkenntnisse, aufgrund eingehender Bearbeitung der zu diesem Thema vorliegenden Literatur und anhand eigener mehrjähriger Erfahrung den Versuch unternehmen, ein derzeit sinnvoll begründetes Konzept für die Indikationsstellung zur Carotisoperation zu geben.

Hierzu zunächst einige grundsätzliche Bemerkungen.

1. Von seltenen Formen abgesehen (z.B. fibromuskuläre Stenose), handelt es sich bei der Carotisstenose um eine Lokalisation der Arteriosklerose, die ihrer Natur nach zur Progredienz neigt und bis heute unheilbar ist.

2. Die Dynamik der Atherogenese ist im supraaortalen Bereich unterschiedlich: mit fast 80% Prävalenz ist die Carotisgabel am häufigsten befallen, wobei zwischen Carotis interna und externa kein qualitativer Unterschied besteht, jedoch ein quantitativer. An der Carotis interna führt die Arteriosklerose ausgehend von einer kleinen Läsion offensichtlich häufiger und rascher über alle Stenosegrade bis hin zum Verschluß, während Carotis-externa-Verschlüsse, vergleichsweise und nach Geschlecht verschieden, 8 bis 13 mal seltener zu beobachten sind als Carotis-interna-Verschlüsse. Da Frauen prozentual seltener Carotis-interna-Verschlüsse und niedergradige Stenosierungen der Carotis interna aufweisen, scheint bei

ihnen die Atherogenese langsamer zu verlaufen. Bei Männern findet man Carotis-interna-Verschlüsse dreimal häufiger als bei Frauen.

3. Ähnlich allen anderen Gefäßprovinzen ist im supraaortalen Bereich der isolierte Befall eines Gefäßsegmentes, etwa der Carotis interna, die Ausnahme. Bei vorhandener stenosierender Arteriosklerose im supraaortalen Abschnitt sind im Mittel zwei bis drei verschiedene Gefäßabschnitte erkrankt. Es gibt darüberhinaus kein sicheres Indiz dafür, daß die extrakranielle Carotis-interna-Stenose alleinige Ursache für eine abgelaufene neurologische Symptomatik ist. Dies ist zwar möglich, aber nicht sicher.

4. In einem Kollektiv von 2236 Patienten, die ich mit der Dopplertechnik untersucht habe, und deren Befunde prospektiv dokumentiert wurden, befanden sich 855 Kranke, die zum Untersuchungszeitpunkt eine neurologische Herdsymptomatik hinter sich hatten. Von diesen hatten 49,4% einen pathologischen Befund an der Carotis interna, von geringfügigen Plaques bis hin zu Verschlüssen. Bei 7% wurde der Verdacht auf ein intrakranielles Strombahnhindernis der Carotis interna geäußert. Der geschätzte Anteil an vaskulären Ursachen liegt also mit Sicherheit weit über 50%. Betrachtet man umgekehrt alle die Patienten, bei denen ein pathologischer Dopplerbefund an der Carotis interna gefunden wurde, so hatten von diesen Kranken lediglich 41,4% eine neurologische Symptomatik zum Untersuchungszeitpunkt hinter sich, wobei die Häufigkeit neurologischer Herdsymptome mit zunehmendem Stenosegrad und bei beidseitigem Befall der Carotisgabel steigt. Doppelseitige Carotis-interna-Verschlüsse gingen in 93% mit neurologischen Ausfällen einher.

5. Es gibt bis heute kein zuverlässiges Kriterium, anhand dessen man vorhersagen könnte, ob und wann im konkreten Einzelfall bei nachgewiesener, bisher asymptomatischer Carotisstenose mit einem neurologischen Defizit zu rechnen ist. Hierauf hat unter anderen Betz, Tübingen, nachdrücklich hingewiesen. Darüberhinaus ist bekannt, daß die erfolgreiche Carotisoperation global gesehen nicht zur Lebensverlängerung beiträgt (s.u.). Die operierten und nichtoperierten Arteriosklerotiker sterben überwiegend an kardiovaskulären Erkrankungen.

6. In einem Kollektiv von 193 Patienten, die an 231 Carotiden im klinischen Stadium I und II der Carotisinsuffizienz operiert wurden, fand ich postoperativ mit Hilfe der Dopplertechnik in einem Zeitraum von 1/2 bis 7 Jahren (im Mittel etwa 2 bis 3 Jahre) in 4,8% Reverschlüsse, in 17,3% erneute Stenosen aller Grade und in weiteren 16% Plaquebildungen an den operierten Gefäßen, d.h. in ca. 38% der operierten Gefäße war nach dem genannten Zeitraum die Grundkrankheit weiter progredient. Bezogen auf die Patientenzahl wiesen postoperativ lediglich 57,5% der Kranken einen unauffälligen Dopplerbefund an der Carotisgabel auf. Bei dieser Studie wurde nicht dokumentiert, wie häufig postoperative neurologische Ausfälle auftraten.

Soweit einige grundsätzliche Erkenntnisse aus der letzten Zeit, die zum Teil schon bekannt sein mögen.

Nun noch ein Blick auf die Mitteilungen der Literatur. Meines Wissens gibt es bis heute nur eine einzige randomisierte Therapiestudie über die extrakranielle Carotisinsuffizienz, nämlich die "Joint study of extracranial arterial occlusion", deren Ergebnisse aus den Jahren 1961 bis 1968 stammen, also einer Zeit, in der etwa

Aggregationshemmer noch nicht als Vergleichstherapie eingesetzt wurden. In die Studie wurden über 1200 Patienten einbezogen, bei denen global gesehen das geschätzte operationsbedingte Letalitätsrisiko nicht höher als 10% war. Sie hatten alle Schweregrade neurologischer Ausfälle hinter sich und wurden nach streng randomisiertem Schema operiert oder konservativ behandelt. Der mittlere Beobachtungszeitraum betrug 42 Monate. Aufgrund der life-table-Analyse bewirkte die Operation global gesehen keine Lebensverlängerung. Eine Ausnahme zeigte die Untergruppe der Patienten mit einseitiger Carotisstenose und nur geringfügigen neurologischen Ausfallserscheinungen, bei denen die Operation statistisch gesehen lebensverlängernd wirkte. Bei Patienten mit schwerwiegenden neurologischen Ausfällen bewirkte die Operation an der Carotis im statistischen Mittel eher eine Lebensverkürzung. Hinsichtlich der Inzidenz neuer neurologischer Ausfälle wurde lediglich ein Kollektiv von über 300 Patienten mit zuvor durchgemachter transitorisch-ischämischer Attacke weiter verfolgt. Hierbei fand sich, daß Patienten mit einseitiger Carotisstenose von einem operativen Eingriff nicht profitieren, während Patienten mit beidseitigen Carotisstenosen oder mit Carotisverschluß und kontralateraler Stenose durch die Operation eine statistisch signifikante Verminderung erneut auftretender transitorischer ischämischer Attacken und manifester Insulte erleben.

Alle anderen Autoren berichten über nichtrandomisierte Kollektive, wobei die jeweils nicht operierten Patienten keinerlei exakt definierte Behandlung erhielten (z.B. die Arbeiten von J.E. Thompson, Dallas; H. Javid, Chicago). Auffallend ist bei diesen Arbeiten, ähnlich denen einiger deutscher Autoren, daß die jeweilige Operationsletalität beim Vergleich mit den nicht operierten Patienten außer acht gelassen wird. Prof. Heine, Humboldt-Universität Berlin-Ost, fand die höchste Überlebensrate bei operierten Carotispatienten, die anschließend antikoaguliert wurden. Eine oft zitierte Arbeit ist die Untersuchung von W. S. Moore et al., aus Arizona und Kalifornien. Die Autoren prüften an einem nicht randomisierten Patientenkollektiv den natürlichen Verlauf angiographisch nachgewiesener, nicht stenosierender ulceröser Plaquebildungen an der Carotisgabel. Die operierten Patienten befanden sich im Stadium II, die nicht operierten Patienten im Stadium I. Es zeigte sich, daß bei den nichtoperierten Patienten lediglich die tiefen und kombinierten Exulcerationen in einem Zeitraum von 7 Jahren eine Schlaganfallinzidenz von 12,5% aufwiesen. Blande Plaquebildungen hatten eine niedrigere Inzidenzrate als die operierten Patienten. Zudem ist hierbei auffallend, daß die Patienten mit kombinierten und tiefen Ulcerationen erst ab dem 66. Monat (5,5 Jahre) eine zunehmende Inzidenz an neurologischen Ausfällen, verglichen mit den blanden Plaquebildungen, aufwiesen.

In einer sehr kritischen Untersuchung an operierten Patienten kommt Javid, Chicago, zu der Folgerung, daß nur jüngere, unter 65jährige Patienten ohne schwerwiegende begleitende Risikofaktoren von der Carotisoperation profitieren. Er empfiehlt daher eine kritische Indikationsstellung. Callow, Boston, stellt nach kritischer Literatursichtung fest, daß die prophylaktische Carotisoperation im Stadium I und die Operation im Stadium II die Neuinzidenz von TIA's und manifesten Insulten verhindern könne. Er empfiehlt daher die Operation unter der Voraussetzung, daß ein geübter Chirurg mit einer Operationsletalitätsstatistik unter 2% zur Verfügung steht. Zu einer strengeren Indikation kommen J.D. Easten und J.A. Bayer, Columbia, die aufgrund eigener Erfahrungen sich eher dem Konzept von Javid anschließen. Sie empfehlen ebenfalls die Carotisoperation bei jüngeren Patienten ohne schwerwiegende kardiovaskuläre Begleiterkrankungen.

Keiner der Autoren berichtet exakt über Rezidivstenosen
und/oder -verschlüsse. In einer eigenen kleinen Studie
in Zusammenarbeit mit der Gruppe um H.M. Becker aus
München habe ich von 80 operierten Patienten im Stadium I 57 nachuntersuchen können. 14 Patienten sind in
der Nachbeobachtungsphase verstorben, 2 davon unmittelbar postoperativ. 2 Patienten entwickelten rasch eine
schwere Rezidivstenose, die nachoperiert werden mußte.
Hierbei starb 1 Patient an einer Carotisruptur. Von 57
nachuntersuchten Fällen wiesen in einem Zeitraum von
1/2 bis 7 Jahren 4 Patienten eine hochgradige Restenose
auf (= 7%). Die Zahlen eines größeren Kollektivs habe
ich Ihnen zu Beginn mitgeteilt. Aus diesem Grunde haben
wir uns seinerzeit nur mit Vorbehalt für die Operation
im Stadium I ausgesprochen, konnten jedoch klare Indikationen auch nicht geben.

Was läßt sich resumieren?

    1. Die Carotisoperation scheint die Inzidenz
       von TIA's und manifesten Insulten bei Pa-
       tienten im Stadium I und II zu reduzieren,
       wobei vor allem jüngere Patienten unter 65
       bis 70 Jahren mit beidseitigem Befall der
       Carotisgabel und ohne schwere kardiovasku-
       läre Begleiterkrankung von der Operation
       zu profitieren scheinen. Bei einseitigen
       Carotisstenosen hat die Operation womög-
       lich einen günstigen Effekt auf die Le-
       benserwartung, nicht dagegen auf die Inzi-
       denz neuer neurologischer Ausfälle.

    2. Ob die prophylaktische Operation oder die
       konservative Therapie im Stadium I der Ca-
       rotisinsuffizienz zu bevorzugen ist, kann
       noch nicht mit Sicherheit gesagt werden.

3. Patienten im Stadium III und IV sollten, von Ausnahmen abgesehen, primär nicht operiert werden, da durch die Operation ihre Lebenserwartung statistisch gesehen eher vermindert wird.

Wir selbst haben derzeit folgende Indikationsstellung:
Stadium I: Carotisoperation bei einseitiger Stenose nur, wenn die Stenose in ihrer Entwicklung progredient ist oder wenn zwischenzeitlich wiederholt neurologische Ausfälle aufgetreten sind.
Carotisoperation bei beidseitigem Befall der Carotisgabel oder bei gleichzeitig vorhandenem Subclavia-Steal-Phänomen.
Diese Indikationsstellung ist bisher nicht bewiesen, erscheint uns jedoch plausibel.

Stadium II: Es gelten die gleichen Indikationen wie im Stadium I, aber einseitige Stenosen werden zunächst nicht operiert, es sei denn, die neurologische Symptomatik wiederholt sich.

Stadium III: Wir operieren ausschließlich den unmittelbar postoperativ aufgetretenen Reverschluß, der mit einer zunehmenden neurologischen Symptomatik einhergeht.

Stadium IV: Es wird in Ausnahmefällen dann operiert, wenn an der zur betroffenen Hemisphäre kontralateralen Carotis eine höhergradige Stenose besteht. Primär bestehende Carotisverschlüsse werden nicht operiert.

Indikationen zur operativen Intervention bei Carotisstenosen und -verschlüssen – aus neurologischer Sicht

P. Marx, Berlin

Obwohl die erste erfolgreich am Menschen durchgeführte Carotisendarteriektomie vor genau 30 Jahren erfolgte (De Bakey et al., 1965) ist es noch immer sehr schwer, den Wert dieser Methode für den vom ischämischen Insult betroffenen oder durch ihn gefährdeten Patienten zu bestimmen. Aus den nahezu ungezählten Berichten über Frühergebnisse und den wenigen Vergleichsstudien zwischen operierten und nichtoperierten Patientenkollektiven lassen sich bisher bestenfalls Regeln ableiten, die die Entscheidung für oder gegen die Operation erleichtern. Dabei muß die Indikationsstellung für die Carotisendarteriektomie neurologische, allgemeinmedizinische und angiologische Kriterien berücksichtigen.

Im folgenden soll zuerst auf neurologische Kontraindikationen für eine Carotisendarteriektomie eingegangen werden (Tabelle 1).

<u>Tab. 1   KONTRAINDIKATIONEN DER CAROTISENDARTERIEKTOMIE</u>

Persistierender Insult mit schwerem Defekt
Insult im Frühstadium
Progredienter Insult
Organisches Psychosyndrom

Der persistierende Insult mit schwerem, stabilem Defekt (Stad. IV) gilt bei den meisten Autoren als eindeutige Kontraindikation für einen revaskularisierenden

Eingriff an den Carotiden, da mit einer Verbesserung der klinischen Symptomatik nicht gerechnet werden kann. Da bei schwerem Defekt eine weitere Verschlechterung der Durchblutungssituation der betroffenen Hemisphäre keine oder nur eine unwesentliche Verschlechterung der klinischen Symptomatik bringen kann, entfallen auch prophylaktische Gründe für die Indikationsstellung zur Carotisendarteriektomie in dieser Patientengruppe.

Als Ausnahme ist allerding ein schwerer Insult der sprachdominanten Hemisphäre zu diskutieren, der bisher nur zu einer schweren Halbseitenlähmung, nicht aber zur Aphasie geführt hat.

Schon die ersten Berichte über die Frühergebnisse der Carotisendarteriektomie haben gezeigt, daß bei Operationen im Frühstadium eines ischämischen Insultes katastrophale Ergebnisse mit einer Letalität bis zu über 60% erzielt werden. Diese Sterblichkeitsquote hat sich durch Einführung von Ausschlußkriterien (z.B. Bewußtseinsstörungen) zwar deutlich verringert, sie liegt aber noch immer eindeutig über derjenigen, die beim Spontanverlauf in dieser ausgewählten Patientengruppe zu erwarten wäre. An den schlechten Ergebnissen kann auch nicht die Einführung völlig willkürlich gesetzter Zeitgrenzen zwischen Insult und Operation etwas ändern, die von einzelnen Autoren auch überraschend unterschiedlich mit 16, 6, 4 oder 2 Stunden angegeben werden. Die Zeitgrenzen sind dem Neurologen nie einsichtig gewesen, da schon lange bekannt ist, daß Hirngewebe eine komplette Ischämie nur ca. 8 bis 10 Minuten überlebt (Hirsch et al., 1957). Setzt man derartiges, der Autoregulationsfähigkeit verlustig gegangenes Hirngewebe einer hohen Perfusion aus, kommt es zu einer immensen Hirnoedembildung und oft auch zur Einblutung, wodurch die Prognose des Patienten erheblich verschlechtert wird. Ob die modernen Methoden der Positronen-Emissi-

onstomographie mit der Möglichkeit, separat Hirndurchblutung und Hirnstoffwechsel zu bestimmen, in Zukunft
auch im Frühstadium des Insultes für eine Operation geeignete Patienten zu selektieren erlauben, scheint zumindest ungewiß.

Aus den soeben genannten Gründen ist auch der progre-
diente Insult keine geeignete Indikation für eine akute
Carotisendarteriektomie. Die zweifellos bedrückende
Feststellung eines zunehmenden neurologischen Ausfalls-
syndroms darf nicht dazu verleiten, die Gesundheit oder
zumindest die Besserung des neurologischen Defekts auf
Kosten einer Erhöhung der Sterblichkeit zu erzwingen.

Von den meisten Autoren wird das organische Psychosyndrom als Kontraindikation für eine Carotisendarteriektomie angesehen. Dies gründet sich auf der Erkennt-
nis, daß den meisten organisch bedingten Psychosyndro-
men mit hoher Wahrscheinlichkeit degenerative Veränderungen der Nervenzellen selbst und nicht vaskuläre Ursachen zugrunde liegen. Bei vaskulär bedingten Psycho-
syndromen sind in der Regel erhebliche morphologische
Defekte eingetreten, die durch eine Revaskularisie-
rungsoperation selbstverständlich nicht reversibel
sind. Zweifellos kann die Diskussion über die Operationsindikation beim organischen Psychosyndrom jedoch zum
jetzigen Zeitpunkt noch nicht als abgeschlossen gelten,
da die schon erwähnten Möglichkeiten der Positronen-
Emissionstomographie die Selektion geeigneter Kandida-
ten für die Operation ermöglichen kann.

Nimmt man die in Tabelle 1 genannten Kontraindikationen ernst, so ergibt sich die Schlußfolgerung, daß die
Carotisendarteriektomie ein prophylaktischer, nicht
ein curativer Eingriff ist. Er bleibt vorbehalten für

passagere ischämische Insulte,
Insulte mit minimalem Restdefekt,
fraglich für asymptomatische Stenosen.

Tabelle 2 listet die klassischen Symptome der passageren Insulte im Carotisgebiet auf.

Tab. 2
____

PASSAGERE ISCHÄMISCHE INSULTE IM CAROTISSTROMGEBIET

Amaurosis fugax
Flüchtige Hemi- oder Monoparesen
Flüchtige Hemi- oder Monohypaesthesien,
        -dysaesthesien
Flüchtige Aphasien
Flüchtige Hemianopsien

____

Die Ursache derartiger flüchtiger Durchblutungsstörungen ist im Einzelfalle nur schwer zu differenzieren.
Neben embolischer Verursachung aus kardialer oder arterieller Emboliequelle kommt eine hämodynamische Ursache bei proximal lokalisiertem Gefäßverschluß oder
proximaler Gefäßstenose in Frage. Prinzipielle Auslö-
ser hämodynamisch bedingter passagerer Insulte sind
Blutdruckabfallsituationen und Herzrhythmusstörungen.
Dabei kann eine Erhöhung der Blutviskosität, wie z.B.
bei erhöhtem Hämatokrit, eine zusätzliche Rolle
spielen.

Da die Carotisbifurkation hauptsächlicher Sitz extrakranieller Gefäßstenosen und -verschlüsse ist, kommt
der Endarteriektomie dieses chirurgisch gut erreichba-
ren Gefäßes große Bedeutung zu. Nach Thompson und Garrett (1980) ist sie die verbreitetste Gefäßoperation in
den Vereinigten Staaten.
Ihr klinischer Wert ist jedoch nachgerade ungezählter
Veröffentlichungen über Komplikationsraten und Später-
gebnisse und auch trotz einer randomisierten prospektiven Studie mit Vergleich zwischen operierten und nichtoperierten Patientenkollektiven noch immer sehr schwierig abzuschätzen.

Tab. 3   TIA: ERGEBNISSE DER JOINT STUDY

	operativ	nichtoperativ
Gesamtzahl	169	147
Perioperative Insulte	13 (7,7%)	1 (0,7%)
Perioperative Todesfälle	6 (3,6%)	1 (0,7%)
Nachbeobachtete Patienten	150	145
Tödliche und nicht tödliche Insulte	6 (4%)	18 (12,4%)
Nur passagere Insulte	54 (36%)	68 (47%)
Symptomfrei	70 (46,7%)	41 (28,3%)
Tödliche, nicht tödliche und perioperative Todesfälle (Gesamtkollektiv)	25 (14,8%)	20 (13,6%)

Nach den Ergebnissen der Joint Study of Extracranial Arterial Occulsion (Fields et al. 1970) vermindert sich bei den Patienten, die die Operation ohne ischämischen Insult überstanden haben, das Risiko eines späteren ischämischen Insultes gegenüber dem nichtoperierten Kollektiv auf etwa 1/3 (Tab. 3).

Berücksichtigt man jedoch die perioperative Morbidität an ischämischen Insulten und die perioperative Letalität, so ergibt sich ein anderes Bild (unterste Zeile Tab. 3). Statistisch signifikante Differenzen zwischen dem operierten und dem nichtoperierten Patientenkollektiv ergeben sich nicht mehr. Perioperative Sterblichkeit, perioperative Insulte und Insulte in der Nachbeobachtungszeit von 42 Monaten ergeben sogar eine geringfügig höhere Summe als im nichtoperierten Kollektiv. Etwas überspitzt ausgedrückt würde die Joint Study den Schluß nahelegen, daß die operierten Patienten zwar genauso viele Schlaganfälle mit oder ohne tödlichen Ausgang erlitten haben wie die nichtoperierten, daß in einem hohen Prozentsatz der Operierten jedoch dieser Schlaganfall in den perioperativen Zeitraum vorverlegt wurde.

Da die Joint Study erhebliche methodische Mängel hat und die perioperative Morbidität und Letalität in der Zwischenzeit erheblich niedriger ist, kann diese Vergleichsstudie heute nicht mehr als entscheidende Diskussionsgrundlage gelten. Man muß vielmehr die Indikationen deduzieren aus dem Vergleich des zu erwartenden Spontanverlaufes von Patienten mit passageren ischämischen Insulten und den heute erzielbaren Operationsergebnissen. Aber auch hier trifft man auf erhebliche Schwierigkeiten, da der Spontanverlauf nach TIA nur wenig bekannt ist. Verschiedene Untersucher sind zu sehr unterschiedlichen Ergebnissen gekommen, wobei zusätzlich anzumerken ist, daß in den meisten Untersuchungskollektiven zum Teil therapierte, zum Teil auch nicht therapierte Patienten berücksichtigt wurden.

Einigermaßen sicher kann man wohl sagen, daß Patienten mit durchgemachten passageren ischämischen Insulten eine niedrigere durchschnittliche Lebenserwartung haben als eine alters- und geschlechtsbereinigte Vergleichsgruppe, und daß die Todesursache dieser Patienten in 40 bis 60% kardial und in 20 bis 40% cerebral bedingt ist.

Die durchschnittliche Insulterwartung bei Patienten mit passageren ischämischen Attacken liegt in der Größenordnung von 25 bis 40% innerhalb 5 Jahren, d.h. 5 bis 8% pro Jahr.
Folgt man den Untersuchungen von Cartlidge et al. (1977), so wäre die Schlaganfallinzidenz im ersten Jahr mit 17,6% höher anzusetzen als in den darauffolgenden. Hierbei ist jedoch anzumerken, daß Cartlidge unterschiedlich therapierte Patienten mit eingeschlossen hat und andere Untersucher derartige Diskrepanzen zwischen der Schlaganfallsfrequenz im ersten Jahr nach dem TIA und den darauffolgenden Jahren nicht berichtet haben.

Von vielen Operationsteams sind in den letzten Jahren Operationsmortalitäten in der Größenordnung von 1 bis 2% und Insultraten von ca. 3% angegeben worden. Wenn im folgenden eine Operationsstatistik von Trede und Mitarbeitern aufgeführt werden soll, so findet dieses seine Begründung darin, daß der Autor in den ersten 5 Jahren intensiv an dieser Untersuchung beteiligt war und bis zu diesem Zeitpunkt sämtliche Patienten prä- und postoperativ gesehen hat (Tab. 4).

Tab. 4
____

OPERATIONSERGEBNISSE KLINIKUM MANNHEIM   1972-1982

Gesamtzahl   408 Rekonstruktionen
Hospitalletalität   2 (0,8%)
Perioperative Insulte   13 (3,1%)

nach Trede et al. 1983
____

Die Verbesserung der Operationsergebnisse im Vergleich zur Joint Study beruhen nicht nur auf einer Verbesserung der chirurgischen Technik und der perioperativen Betreuung, sondern wesentlich auch auf der Berücksichtigung von Ausschlußkriterien und Risikofaktoren.

Neben den oben schon angegebenen neurologischen Ausschlußkriterien sind allgemeinmedizinische Risikofaktoren und Ausschlußkriterien zu beachten. Sie sind in Tab. 5 aufgezeigt.

Tab. 5
____

MEDIZINISCHE RISIKOFAKTOREN UND AUSSCHLUSSKRITERIEN

        Angina pectoris
        Myocardinfarkt vor weniger als 6 Monaten
        Congestive Cardiomyopathie
        Schwer einstellbare Hypertonie
        Obstruktive Lungenerkrankungen
        Schwere Adipositas
        Hohes Alter
        Malignome
____

Auf Einzelheiten kann hier nicht eingegangen werden. Als weiterhin anerkanntes sicheres Ausschlußkriterium gilt insbesondere der frische Myocardinfarkt. Bei einer coronaren Herzerkrankung mit Angina pectoris ergibt sich die Frage einer zweizeitigen oder gleichzeitigen coronaren Bypass-Operation.

Die schwere Hypertonie, insbesondere dann, wenn sie schwer einstellbar ist, erhöht das Risiko der Carotisendarteriektomie erheblich, da die Carotisendarteriektomie zu einer Läsion des Carotissinus und damit zu einer Verminderung des vasodepressorischen Carotissinusreflexes führt. Hieraus resultieren oft schwere hypertensive Krisen, die zu Einblutungen in das Gehirn führen können.

Hinsichtlich des Alters der Patienten ist sicher keine eindeutige numerische Zahl anzugeben. Zugrunde zu legen ist im wesentlichen das biologische Alter.

Insgesamt ist hinsichtlich der allgemeinmedizinischen Risikofaktoren und Ausschlußkriterien festzuhalten, daß eine genaue Abschätzung der Risikoerhöhung durch die genannten Faktoren vor jeder Operation notwendig ist (Sundt et al. 1975). Darüber hinaus scheint eine Carotisendarteriektomie sinnlos, wenn die durchschnittliche Lebenserwartung des Erkrankten durch andere Grundleiden wesentlich, d.h. auf wenige Jahre vermindert ist.

Neben den genannten medizinischen Risikofaktoren sind auch angiologische Risikofaktoren zu berücksichtigen. Die wesentlichsten sind in Tab. 6 dargestellt.

Tab. 6	ANGIOLOGISCHE RISIKOFAKTOREN

Ipsilateraler Carotis-interna-Verschluß
Verschluß der kontralateralen Carotis interna
Siphonstenose
Ausgedehnte Plaques
Hohe Carotisbifurkation
Schwere Arteriosklerose der intrakraniellen
Arterien

Der ipsilaterale Carotis-interna-Verschluß gilt heute weithin nicht mehr als Indikation für eine Thrombendarteriektomie. Dies beruht zum einen auf der Erfahrungstatsache, daß ältere Carotis-interna-Verschlüsse bestenfalls in 1/3 der Fälle rekanalisiert werden können. Darüber hinaus haben eigene Erfahrungen gezeigt, daß selbst bei erfolgreicher Thrombendarteriektomie in den nächsten Tagen und Wochen nach dem operativen Eingriff Rethrombosierungen eintreten können, die erneute neurologische Symptome provozieren können. Der zur geschädigten Hemisphäre ipsilaterale Carotis-interna-Verschluß gilt daher heute allgemein eher als Indikation für eine extra-intrakranielle Bypass-Operation.

Zur geschädigten Hemisphäre kontralaterale Carotis-interna-Verschlüsse erhöhen das operative Risiko und zwingen in der Regel zur Operation mit intraluminärem Shunt oder vorherigem extra-intrakraniellen Bypass.

Eine Kontraindikation für eine Carotisendarteriektomie ist dann gegeben, wenn eine chirurgisch nicht angehbare Siphonstenose ein höheres Ausmaß erreicht als die Bifurkationsstenose. Das gleiche gilt für eine schwere Arteriosklerose der intrakraniellen Arterien, insbesondere die proximale Mediastenose.

Gelegentlich können ausgedehnte arteriosklerotische Veränderungen der gesamten Carotis-interna-Verlaufsstrecke bis zur intrakraniellen Aufteilungsstelle einen operativen Eingriff an der Carotisbifurkation unsinnig machen.

Als frühester Operationstermin nach passageren ischämischen Insulten wird der 7. bis 14. Tag angegeben. Selbstverständlich sollte auch die angiographische Diagnostik erst vor dem operativen Eingriff und nicht unmittelbar nach dem Insult durchgeführt werden. Bei persistierenden Insulten mit leichtem Defekt empfiehlt sich die Einhaltung eines Intervalles von mindestens 3 Wochen zwischen Insultereignis und Operation.

Sehr schwierig ist die Indikationsstellung bei asymptomatischer Carotis-interna-Stenose. Tabelle 7 zeigt eine Vergleichsstatistik von Thompson et al. (1978).

Tab. 7

	operiert	nicht operiert
Asymptomatische Stenosen	132	138
Perioperative Insulte	1,2%	-
Spätere Insulte	4,6%	17,4%
Beobachtungszeit	55,5 Mon.	45,5 Mon.
	(6-184)	(6-180)

Diese optimistisch stimmende Vergleichsuntersuchung ist jedoch nicht allgemein anzuwenden, zumal die verglichenen Patientenkollektive hinsichtlich der Risikofaktoren unterschiedlich waren. Indikationen für eine Carotisendarteriektomie bei asymptomatischer Stenose scheinen daher zum gegenwärtigen Zeitpunkt vor allem dann gerechtfertigt, wenn mit atraumatischer Methodik (z.B. direktionale Dopplersonographie, intravenöse Subtraktionsangiographie) eine Progredienz der Stenose feststellbar ist oder diese zu hämodynamischer Wirksamkeit geführt hat.

Faßt man die dargestellten Literaturdaten zusammen, so ergibt sich, daß die Carotisendarteriektomie nur dann gerechtfertigt ist, wenn das operative Risiko, d.h. die Rate operativer Insulte und Todesfälle, einschließlich des Angiographierisikos, in der Größenordnung von insgesamt maximal 5% liegt. Derartige Operationsergebnisse sind nur dann erzielbar, wenn eine kritische Patientenauswahl erfolgt, die nicht nur angiologische und chirurgische, sondern auch allgemeinmedizinische und neurologische Kriterien beinhaltet. Dieses Konzept der abgestuften Risikoberücksichtigung erfordert die enge Zusammenarbeit zwischen Vaskulär-Chirurgen, Neuroradiologen, Internisten und Neurologen.

L I T E R A T U R

DE BAKEY, M.E., E.S. CRAWFORD, D.A. COOLEY et al.:
Cerebral Arterial Insufficiency: One to 11-Year Results
Following Arterial Reconstructive Operation
Ann. Surg. 161, 921-945, 1965

CARTLIDGE, N.E.F., J.P. WHISNANT, L.R. ELVEBACK:
Carotid and Vertebral-Basilar Transient Cerebral Isch-
emic Attacks.
Mayo Clin. Proc. 52, 117-120, 1977

FIELDS, W.S., V. MASLENIKOV, J.ST. MEYER et al.:
Joint Study of Extracranial Arterial Occlusion.
JAMA 211, 1993-2003, 1970

HIRSCH, H., K.H. EULER, M. SCHNEIDER:
Über die Erholung und Wiederbelebung des Gehirns nach
Ischaemie bei Normothermie.
Pflügers Arch. ges. Physiol. 265, 281-313, 1957

SUNDT, T.M., B.A. SANDOK, J.P. WHISNANT:
Carotid Endarterectomy. Complications and Preoperative
Assessment of Risk.
Mayo Clin. Proc. 50, 301-306, 1975

THOMPSON, J.E., R.D. PATMAN, C.M. TALKINGTON:
Asymptomatic carotid bruit: Long-term outcome of
patients having andarterectomy compared with unoperated
controls
Ann. Surg. 188, 308-316, 1978

THOMPSON, J.E., W.V. GARRETT:
Peripheral-Arterial Surgery.
New England J. Med. 302, 491-503, 1980

TREDE und Mitarbeiter:
Ergebnisse nach Carotisendarteriektomien 1972 bis 1982
Persönliche Mitteilung

Round-Table-Diskussion

<u>Heidrich:</u>
Meine Damen und Herren, vielleicht haben wir nicht unbedingt erwartet, daß wir heute zu einer definitiven
verbindlichen Lösung der Frage kommen, wann eine operative Intervention bei einer Carotisstenose und einem
Carotisverschluß indiziert ist. Wir wollten vielmehr
hören, welche Vorbehalte bzw. welche Argumente für die
Indikation zu einer Carotisoperation in verschiedenen
Disziplinen bestehen. Hier sind Konkretisierungen noch
einmal erforderlich. Erlauben Sie deshalb, daß wir den
Internisten, den Neurochirurgen und den Gefäßchirurgen
noch einmal zu einer Stellungnahme in der Frage bitten,
in welchem Stadium und unter welchen Bedingungen eine
konservative oder eine chirurgische Behandlung sinnvoll
erscheint. Herr Reimer, welche grundsätzlichen Vorbehalte haben Sie gegen eine protektive Operation einer
progressiven Carotisstenose, von der Sie ja vorhin gesagt haben, daß Sie u.U. durchaus eine Operationsindikation sein könnte. Sind Sie für eine Operation bei
asymptomatischen Carotisstenosen mit sicherer Progressionstendenz?

<u>Reimer:</u>
Ja.

<u>Heidrich:</u>
Herr Stockmann, ist eine asymptomatische Carotisstenose
mit Progredienz aus gefäßchirurgischer Sicht zu operieren?

<u>Stockmann:</u>
Ja.

<u>Dorndorf:</u>
Ja, was heißt jetzt: Progredienz gesichert?

<u>Heidrich:</u>
Progredienz gesichert heißt, daß die Patienten bei
einer zufälligen Untersuchung zeigen, daß mit oder ohne
konservativer Therapie die Stenose eine Progressionstendenz aber noch keine neurologischen Ausfallssymptome
zeigt.

<u>Vogt:</u>
Wenn keine schwere allgemeine Arteriosklerose und keine
anderen Risikofaktoren gegen eine Operation sprechen,
würde ich operieren lassen.

<u>Heidrich:</u>
Dann schön, weitgehende Übereinstimmung. Herr Marx,
würden Sie Ihre Vorbehalte, die Sie vorhin formuliert
haben, nun doch ein klein wenig zurücknehmen?
Würden Sie sagen, daß die progressive Stenose jetzt
auch für Sie eine Indikation sein könnte?

<u>Marx:</u>
Wenn hier strenge Ausschlußkriterien beachtet werden,
ja.

<u>Heidrich:</u>
Gut. Dann darf ich Sie gleich fragen: Könnte auch der
zufällige Nachweis einer Stenose im Carotisbereich ohne
Progressionstendenz für Sie eine Operationsindikation
sein. Was hätten Sie für einen Vorschlag zu machen?

Marx:

Zunächst einmal sollte eine genaue dopplersonographische Analyse durchgeführt werden, um zu entscheiden, ob eine hämodynamische Wirksamkeit der Stenose vorliegt oder nicht. Findet sich keine hämodynamische Wirksamkeit, würde ich diese Stenose zunächst einmal weiterbeobachten. Ist eine hämodynamische Wirksamkeit gegeben, würde ich versuchen, diese durch Xenon-Tomographie oder Xenon-Clearance noch weiter abzuklären, um mir ein Bild zu verschaffen, wie die Hämodynamik tatsächlich aussieht. Konkret: Liegt keine hämodynamische Wirksamkeit vor, würde ich, wie gesagt, abwarten.

Heidrich:

Herr Marx, würden Sie dann das, was Herr Dorndorf ja schon heute vorgeschlagen hat, realisieren und ASS geben?

Marx:

Ja.

Heidrich:

Herr Marx, was würden Sie aber tun, wenn eine asymptomatische doppelseitige Carotisstenose vorläge?

Marx:

Das wäre für mich eine eindeutige Indikation, nachzusehen, ob die Stenose tatsächlich mit einer Mangeldurchblutung einhergeht. Liegt eine Mangelperfusion vor, die man mit der Xenon-Clearance erfassen kann, ohne daß ein großer morphologischer Defekt im Computer-Tomogramm zu erkennen wäre, dann könnte ich mich entscheiden, auch im asymptomatischen Stadium zu operieren, obwohl das Risiko dieser Patienten, während der Operation einen Schlaganfall oder Myokardinfarkt zu bekommen, bei etwa 4 - 5% liegt. Soweit ich die Literatur übersehe, gibt es niemanden, der für eine solche Indikation letzte Sicherheit geben kann.

Brock:

Ich habe im Laufe der Jahre feststellen können, daß die
Frage, ob man prophylaktisch eingreifen soll, umso in-
tensiver diskutiert wird, je schwerer die Operations-
folgen sein können, die bei Operationen im asymptomatischen Stadium möglich sind. Konkretes Beispiel: Ein
Patient hat Schmerzen im linken Bein, wird mit Verdacht
eines Bandscheibenvorfalls bei L 4/5 links myelogra-
phiert, hat da nichts, zeigt aber bei L5/S1 einen ausgeprägten pathologischen Befund. Den lassen wir dann in
Ruhe und sagen immer ein bißchen snobistisch, wir operieren keine Röntgenbilder, sondern Patienten. Ein solcher zunächst asymptomatischer Befund würde erst dann
eine Operationsindikation sein, wenn er Symptome macht.
Anders verhält sich das bei einer Halsschlagader. Hier
kann man nicht erst warten, bis die Symptomatik einer
Stenose auftritt, weil das dann zu spät sein kann.

Marx:

Das läßt bloß außer acht, Herr Brock, daß eine solche
prophylaktische Operation auch zu dem führen kann, was
man vermeiden möchte, nämlich dem Schlaganfall. Das
eben ist der Unterschied z.B. mit dem lumbalen Band-
scheibenvorfall.

Heidrich:

Herr Dorndorf, Sie haben in Ihrem Buch über den Schlaganfall eine ganze Reihe von Studien aufgeführt, in denen der sog. Spontanverlauf einer Carotisstenose oder
eines Carotisverschlusses beobachtet wurde. Es gibt
aber eine ganze Reihe berechtigter Zweifel, ob dabei
tatsächlich Spontanverläufe registriert wurden oder
interkurrente Therapien, denen man nur keine Bedeutung
zugemessen hat, den Spontanverlauf verändert haben.
Kann man diese Studien nach Ihrer Auffassung als rele-
vant betrachten? Ist es tatsächlich möglich, damit ab-

zuschätzen, ob das Risiko, bei einer prophylaktischen Carotisoperation einen Schlaganfall zu erleiden, höher ist als im Spontanverlauf oder nicht. Es ist bislang ein offenes Problem, daß es keine prospektiven, randomisierten Vergleichsstudien über den Verlauf asymptomatischer Carotisstenosen bei konservativer und operativer Therapie gibt.

Dorndorf:

Sicher, über den Spontanverlauf einer asymptomatischen Carotisstenose weiß man meines Wissens nicht sehr viel. Und trotzdem hat sich im Laufe der Zeit unter den Gefäßchirurgen so etwas wie eine Tendenz entwickelt, asymptomatische Carotisstenosen öfters zu operieren als noch vor 5 Jahren. In meinen Augen setzt es natürlich unerläßlich voraus, daß der Chrirug kein höheres Morbiditätsrisiko hat als 2 - 3%. Wenn er mir das nicht garantieren kann oder wenn ich das bei ihm nicht sehe, würde ich meinem Patienten natürlich nicht zur Operation raten. Da aber sehr gute Gefäßchirurgen eine Morbidität von 2 bis 3% zeigen, glaube ich, daß es in dieser Größenordnung vertretbar ist, eine asymptomatische Carotisstenose zu operieren.

Reimer:

Ich möchte noch einmal das Beispiel, das Herr Stockmann in seinem Vortrag genannt hat, aufgreifen, das für die Beurteilung einer ein- oder doppelseitigen asymptomatischen Carotisstenose deswegen nicht unmittelbar vergleichbar ist, weil es sich um eine Viergefäßerkrankung handelte, wenn ich das richtig in Erinnerung habe. Dieser Patient lebt praktisch von einem extra-intrakraniellen physiologischen Anastomosensystem, d.h. auf der einen Seite Arteria ophthalmica, auf der anderen über eine stenosierte Vertebralarterie. Das ist m.E. mit einer einseitigen asymptomatischen filiformen Carotis-interna-Stenose nicht vergleichbar. Aufgrund meiner ei-

genen Erfahrungen und der Kenntnis der Literatur würde
ich diesem Patienten, den Herr Stockmann operiert,
ebenfalls zur Operation geraten haben, weil er ein relativ hohes Risiko hat, auch bei schon geringen Blut-
druckschwankungen eine hämodynamisch bedingte cerebrovaskuläre Insuffizienz zu erleiden. Bei einer einseitigen bis dahin asymptomatischen Stenose ist das allerdings anders.

<u>Heidrich:</u>
Wir sind uns also soweit einig, daß wir sagen dürfen:
Progressive asymptomatische Stenosen könnten eine Indikation zur Gefäßrekonstruktion sein, nichtprogressive
asymptomatische Stenosen im Moment aber nicht. Wir
glauben in unserer Klinik, daß eine asymptomatische
hochgradige Carotisstenose auch dann operativ anzugehen
ist, wenn eine periphere ausgedehnte Gefäßoperation
oder ein großer abdomineller Eingriff ansteht.
Herr Reimer, würden Sie unter diesen Bedingungen auch
eine Operationsindikation für die asymptomatische
Carotisstenose sehen?

<u>Reimer:</u>
Ja, d.h. wenn eine beidseitige Carotisstenose oder
eine einseitige Stenose und ein kontralateraler Verschluß vorliegen.

<u>Heidrich:</u>
Herr Stockmann, würden Sie dann auch eine Indikation
dabei sehen?

<u>Stockmann:</u>
Ja.

<u>Heidrich:</u>
Herr Dorndorf?

Dorndorf:
Ja.

Heidrich:
Herr Brock, Herr Vogt, Herr Marx würden Sie dem auch
zustimmen?

Marx:
Ich sage es noch einmal. Ich würde mich vorher verge-
wissern, ob eine hämodynamische Wirksamkeit vorliegt
und hier zum Beispiel die Xenon-Clearance einsetzen.
Ich würde einer prophylaktischen Operation vor peripheren Gefäßoperationen aber nicht blind zustimmen.

Sebold:
Ich glaube, daß noch nicht ganz deutlich geworden ist,
daß das Ausmaß der Stenose für die Entscheidung wichtig
ist. Was mache ich, wenn die Stenose filiform ist und
was mache ich mit Stenosen zwischen 50 und 90%? Das ist
hier so ein bißchen untergegangen. Deshalb wollte ich
noch einmal ganz klar wissen, ob Sie eine einseitige
filiforme Carotisstenose operieren oder nicht?

Heidrich:
Darf ich Sie, Herr Sebold, zunächst fragen, wie Sie das
machen?

Sebold:
Für uns ist die filiforme Stenose eine Operationsindikation und ihr Nachweis hat dazu geführt, daß Patienten
mit einer filiformen Stenose aus unserer Multicenter-
studie ausgeschieden sind, weil wir es heute nicht mehr
verantworten können, die filiforme Carotisstenose dem
Computer zu überlassen und später zu entscheiden, ob
sie konservativ oder chirurgisch anzugehen ist. In
Westdeutschland wird heutzutage von den meisten Chirurgen eine solche Stenose operiert.

Heidrich:
Gegen diese Konzeption gibt es bis auf den Vorbehalt
von Herrn Marx, der vorher noch die Hämodynamik belegt
haben möchte, eigentlich keinen wesentlichen Einspruch.

Reimer:
Wenn eine filiforme Stenose vorliegt, haben wir ja
keine Zeit zu warten, ob es gut geht oder nicht. Die
muß vorher operiert werden.

Heidrich:
Herr Sebold, ist eine filiforme Carotisstenose ein
Notfall oder nicht?

Sebold:
Ja. Schon weil durch die Angiographie die filiforme
Stenose zugehen kann.

Heidrich:
Herr Brock, ist für Sie eine filiforme Carotisstenose
ein Notfall und eventuell eine Indikation für eine
direkte Carotisdesobliteration?

Brock:
Ja.

Dorndorf:
Das erscheint mir jetzt ein bißchen prononciert formuliert. Sie sagen, die filiforme Carotisstenose muß operiert werden und sie sei ein Notfall. Also, ich weiß
nicht, ob wir das dem Patienten so sagen können oder ob
wir ihm nicht vielmehr sagen sollten, daß man lediglich
damit rechnen muß, daß in kürzester Zeit ein Schlaganfall eintreten kann. Ich meine immer, wir sollten ihn
in die Entscheidung miteinbeziehen. Das ist im Carotisbereich anders, als wenn wir eine Blinddarmentzündung
haben, bei der eine Perforation bevorsteht, die mit

größerer Wahrscheinlichkeit zu erwarten ist als der Schlaganfall bei der filiformen Carotisstenose.

Brock:
Natürlich wird der Patient immer in die Entscheidungsfindung miteinbezogen. Aber wenn wir einig sind, die filiforme Stenose als Operationsindikation anzusehen, warum sollen wir dann warten.

Reimer:
Also, dem muß ich ganz klar widersprechen. Ich bin überzeugt, daß die Hälfte aller Patienten mit einer einseitigen Carotisstenose völlig umsonst operiert wird, gleichgültig ob sie filiform oder nur hochgradig stenosiert ist. Wir haben in Untersuchungen gesehen, daß nur 40% der Leute mit zufällig entdeckten Carotisstenosen, und zwar auch hochgradigen, jemals Symptome aufwiesen. Ich meine deshalb nicht, daß filiforme Stenosen immer ein Notfall sind und würde die Patienten primär mit Thrombozyten-Aggregationshemmern behandeln, die Operationsindikation aber von der neurologischen Symptomatik abhängig machen. Und man kann nicht im Einzelfall vorhersagen, ob solche Stenosen jemals symptomatisch werden oder nicht. Das ist vom Stenosegrad völlig unabhängig. Anders erscheint das lediglich bei Mehrgefäßerkrankungen, wenn z.B. von vier supraaortalen Gefäßen zwei verschlossen sind. Hier ist es plausibel, daß die Toleranzbreite der Hirnduchblutung rascher gestört ist.

Stockmann:
Ich freue mich immer über die klaren Äußerungen von Herrn Reimer. Jetzt möchte ich genauso klar sagen, daß man merkt, daß er selber nicht operiert. Jeder Gefäßchirurg, der sich länger damit beschäftigt, hat das erlebt, was Herr Brock gemeint hat, daß nämlich ein Patient mit einer filiformen Stenose auf dem Opera-

tionsplan steht und dann vor der Operation an einem
Schlaganfall verstorben ist. Das haben wir alle erlebt,
die wir uns damit beschäftigen. Und wer es nicht zu-
gibt, über den muß ich mich sehr wundern.

Reimer:
Ich glaube, die Carotischirurgie erfährt ihre Begeiste-
rung aufgrund der einfachen Tatsache, daß man gut an
die Carotis herankann. Könnte man das nicht, wäre die
Diskussion wahrscheinlich völlig entschärft. Man wäre
kritischer. Ich weiß von der Chirurgie - ich operiere
selber nicht - daß die Carotisoperationen ein dankbares
Operationsgebiet abgeben, und ich habe den Eindruck,
daß aufgrund dieser Tatsache auch die Carotisoperation
von chirurgischer Seite propagiert wird.

Heidrich:
Herr Sebold, ich möchte Sie gern noch einmal fragen, ob
Sie asymptomatische Gefäßstenosen im Carotisbereich
grundsätzlich operativ angehen, wenn Sie eine periphere
Gefäßoperation durchführen wollen.

Sebold:
Bevor ich das beantworte, möchte ich noch einmal kurz
zu Herrn Reimer Stellung nehmen. Bisher gilt, daß die
Schlaganfallsrate bei filiformen Carotisstenosen weit
höher liegt als die Schlaganfallsrate bei der Operation
und ich frage mich, wie man dann unter diesen Bedingungen eine Operation ablehnen kann. Darüberhinaus möchte
ich sagen, daß wir in jedem Fall sowohl vor einer
Coronarchirurgie als auch peripheren Gefäßchirurgie
eine Revision der Carotis vorschalten, wenn es sich um
eine filiforme Stenose handelt. Ob eine 50 - 90%ige
einseitige asymptomatische Carotisstenose vor anderen
Eingriffen operiert werden muß oder nicht, wissen wir
bis heute noch nicht.

<u>Diskussionteilnehmer:</u>

Ich glaube, daß man in der Operationsindikation bei filiformen Carotisstenosen tatsächlich sehr gegensätzlicher Meinung sein kann. Denn man muß auch die Klinik miteinbeziehen, weil das, was Herr Reimer gesagt hat, vieles für sich hat. Es ist doch wichtig zu wissen, ob z.B. ein gehäuftes Schwindelgefühl als Prodromalsymptom vorliegt oder da keine Symptomatik besteht.

<u>Brock:</u>

Ich will die Diskussion gar nicht emotionalisieren. Aber gerade deshalb, weil man nicht weiß, ob eine filiforme Stenose zugeht oder nicht, muß man eingreifen. Wenn ich eine hätte, würde ich mich sofort operieren lassen.

<u>Reimer:</u>

Es könnte sein, daß Sie Recht haben. Nur müssen Sie dann Ihre Konsequenz weiterziehen und dann den Carotisplaque operieren, denn auch ein Plaque an der Carotis kann zu einem Schlaganfall führen.

<u>Heidrich:</u>

Offensichtlich läßt sich in der Frage der Operationsindikation bei filiformen Carotisstenosen bislang keine definitiv einheitliche Meinung finden. Ich glaube, Herr Sebold, daß die Indikation zur Carotisdesobliteration bei filiformer Stenose dann leicht fällt, wenn weitere supraaortale Gefäße betroffen sind. Ob die isolierte, von Ihnen angesprochene, asymptomatische filiforme Carotisstenose ohne Mehrgefäßbefall schon eine Indikation ist, scheint aber zunächst noch offen zu sein.

Wir haben aber noch eine zweite wichtige Problematik zu diskutieren: Operationsindikationen bei Carotisstenosen bzw. bei Carotisverschlüssen und gleichzeitigen transitorisch-ischämischen Attacken.

Reimer:

Eine einseitige Carotisstenose mit TIA's ist für uns primär keine Operationsindikation, sondern eine Indikation für eine Thrombozyten-aggregationshemmende Behandlung, weil noch kein Beweis erbracht worden ist, daß Operationserfolge besser sind als die Erfolge einer konservativen Therapie. Doppelseitige Stenosen stellen dagegen eine Operationsindikation dar, weil hier die vorliegenden Studien etwas plausibler erscheinen.

Heidrich:

Herr Reimer, was machen Sie bei einer einseitigen Stenose mit einem TIA unter einer Thrombozyten-aggregationshemmenden Behandlung, wenn sich die TIA's wiederholen?

Reimer:

Wenn sie sich wiederholen, neigen wir zu einer Operation.

Stockmann:

Ich glaube, man muß die Auffassung von Herrn Reimer noch etwas präzisieren. Eine hämodynamisch wirksame Stenose, die zu Symptomen führt, muß beseitigt werden. Das ist doch ganz logisch.

Heidrich:

Herr Dorndorf, dann muß man Sie fragen, ob die ASS-Studien uns berechtigen, bei einer Carotisstenose mit einmal aufgetretenem TIA zunächst eine konservative Therapie zu versuchen, bevor man eine operative Intervention angeht. Was würden Sie dazu sagen?

Dorndorf:

Ich würde davon nichts halten. Ich würde zunächst eine notwendige Diagnostik vornehmen, und wenn sich dabei herausstellt, daß eine operativ korrigierbare Carotis-

stenose vorliegt, kann man dem Patienten die Operation
vorschlagen. Ich glaube, daß ihm damit auf Dauer besser
geholfen werden kann als ausschließlich mit Aggregationshemmern.

Vogt:
Wenn nachgewiesen wird, daß die Stenose hämodynamisch
wirksam ist, dann selbstverständlich Operation.

Heidrich:
Herr Vogt, würden Sie dann fordern, daß man neben dem
Nachweis der Carotisstenose auch die intrazerebralen
Gefäße angiographisch darstellt?

Vogt:
Ja. Das müßte man schon zum Ausschluß anderer Ursachen
einer TIA-Symptomatik machen.

Marx:
Ich sehe das auch wieder so komplex, wie ich es leider
anders nicht darstellen kann. Ich würde Herrn Stockmann
Recht geben, daß eine Stenose operiert werden muß, wenn
sie hämodynamisch wirksam ist. Ist sie hämodynamisch
nicht wirksam, würde ich sie trotzdem operieren lassen,
wenn ein TIA vorliegt. Es ist leider bisher nicht belegt, daß nicht auch die einseitige Gefäßstenose ge-
fährlich ist.

Heidrich:
Herr Marx, Sie haben vorhin als Risikofaktoren in die
Diskussion sog. angiologische und nichtangiologische
Risikofaktoren eingebracht und jetzt mag ich also noch
einmal fragen: Würde sich die Entscheidung für oder gegen eine Operation bei Carotisstenosen mit TIA ändern,
wenn wir gleichzeitig die Frage des Alters der Patienten mit einbringen? Sie haben ja gemeint, daß einige
der von Ihnen zitierten Studien belegen, daß bei

Patienten unter 50 Jahren ein positiver Effekt von der Operation zu erwarten ist. Beziehen Sie das Alter also in Ihre Entscheidung mit ein?

Marx:
Ja. Ganz eindeutig ja. Und zwar insbesondere das biologische Alter, nicht das numerische. Wenn der Patient darüberhinaus keine wesentlichen anderen Risikofaktoren hat, würde ich ihn auch bei einer hämodynamisch nicht wirksamen Stenose operieren lassen, wenn einmal ein TIA aufgetreten ist. Besteht aber gleichzeitig eine ausgeprägte koronare Herzerkrankung und noch zusätzlich eine Adipositas dann würde ich ihm beide Alternativen erläutern, aber eher zu Aggregationshemmern raten.

Heidrich:
Herr Stockmann, gehen das Alter und das Geschlecht mit in die Operationsindikation ein?

Stockmann:
Bei einer hämodynamisch wirksamen Stenose mit entsprechender Symptomatik gibt es keine Kontraindikationen gegen die Operation. Der älteste Patient ist 87 Jahre alt gewesen, den wir vor einigen Wochen operiert haben und ist am 4. postoperativen Tag nach Hause gegangen. Ich stehe dazu, der alte Mensch leidet unter dem neurologischen Defizit genauso wie der jüngere. Wenn er an den Rollstuhl gefesselt ist und auf Hilfe angewiesen ist, ist das gerade für einen alten Menschen bitterer als für einen der 65 ist und sich noch an die Situation gewöhnen kann. Wir können doch das Alter nicht zum Limit machen.

Reimer:
Herr Stockmann, wenn wir das Alter hier als Risikofaktor einfügen, dann besagt das doch nichts anderes, als daß erwiesen ist, daß Patienten, die im hohen Alter

operiert wurden, eine höhere operative Morbidität und
eine höhere operative Letalität haben. Darum geht es
doch.
Sie wollen uns suggerieren, daß es so ganz selbstverständlich sei: operiert und dann ist alles gut. Das ist
leider Gottes nicht so. Ich finde es genauso schlimm,
wenn der 87jährige Patient durch die Operation einen
Herzinfarkt erleidet und daran stirbt, als wenn er
einen Schlaganfall bekommt. Das Risiko eines Herzin-
farktes ist höher im 87. Lebensjahr und es ist wahr-
scheinlicher als ein Schlaganfallereignis im Spontanverlauf oder unter konservativer Therapie. Das ist doch
unsere Alternative. Darüber müssen wir reden.

Stockmann:
Es ist auch für mich bedrückend, wenn ein Mensch durch
die Operation stirbt, und deswegen habe ich ja unsere
früheren Ergebnisse bei 179 Patienten gezeigt. Ich be-
zweifle aber, Herr Reimer, daß der Spontanverlauf einer
hämodynamisch wirksamen Stenose besser ist als der Verlauf nach einer Operation. Davon rede ich. Die asymptomatische Carotisstenose interessiert mich dabei eigentlich nicht.

Reimer:
Also wir berücksichtigen das Alter der Indikationsstellung sehr wohl. Aber ich möchte noch etwas Grundsätz-
liches ergänzen: Die Hämodynamik der Carotisstenosen
wird m.E. mißachtet oder jedenfalls nicht korrekt in
die Diskussion eingebracht. Wenn man dopplersonographisch oder mit der von Herrn Hedde vorgestellten Methode nachweist, daß poststenotisch eine Druck- bzw.
Flußminderung stattfindet, heißt das noch lange nicht,
daß das in irgendeiner Weise eine Bedeutung haben muß.
Es kann Bedeutung haben, aber wenn man daran denkt,
wieviele Patienten mit einem Carotisverschluß asymptomatisch sind, bekommt die Beurteilung der Hämodynamik

doch einen anderen Stellenwert.

Neuerburg-Häussler:
Wenn ich die bisherige Diskussion richtig interpretiere, soll bei Carotisstenosen mit einer TIA-Symptomatik nur dann operiert werden, wenn die Stenose hämodynamisch wirksam ist. Das ist meiner Meinung nach ein neues Konzept, das man so nicht gelten lassen kann. Wir haben gerade jetzt eine Nachuntersuchung mit der neurologischen Klinik der Universität Düsseldorf bei 83 asymptomatischen Patienten aus den Jahren 1972/73 beendet, hier aber noch keine definitiven Zahlen vorliegen. Danach ist es aber so, daß auch bei Stenosen mit einer 20%igen Lumeneinengung durchaus schwere Insulte aufgetreten sind, die zu trostlosen Schicksalen über 10 Jahre führten. Wir sind danach einfach nicht berechtigt, Stenosen bei transitorisch-ischämischen Attacken nur dann zu operieren, wenn sie auch hämodynamisch wirksam sind.

Marx:
Das ist jetzt auch ein Mißverständnis. Soweit ich mich entsinne, hat das niemand gesagt. Wir sind uns alle darüber klar: Ist eine Carotisstenose hämodynamisch wirksam, operieren wir. Ich habe gesagt, daß wir auch dann operieren, wenn sie hämodynamisch nicht wirksam ist und zusätzlich keine Risikofaktoren vorliegen. Das ist anders zu sehen, wenn das operative Risiko, einen Schlaganfall zu erhalten oder postoperativ zu versterben, durch zusätzliche Risikofaktoren erhöht wird. Dann müssen mögliche operative und konservative Therapiemaßnahmen gegeneinander abgewogen werden.

Heidrich:
Ich bin Ihrer Auffassung, Herr Marx, daß man auch nicht-hämodynamisch wirksame Stenosen operieren sollte, wenn ein TIA aufgetreten ist, weil solche TIA's ja

möglicherweise durch Embolisationsprozesse verursacht werden, die sich wiederholen können.

Marx:

Es gibt gute Gründe, anzunehmen, daß nicht-hämodynamisch wirksame Stenosen über Embolien zu Hirninsulten führen. Wenn man Patienten unmittelbar nach einem ischämischen Insult angiographiert, bekommt man eine wesentlich höhere Zahl an Gefäßverschlüssen zu sehen, als wenn man das erst einige Tage später tut. Was ja sehr deutlich dafür spricht, daß hier thrombolytische Vorgänge ablaufen und eben ein Teil dieser Gefäßverschlüsse im Primärstadium embolisch bedingt waren.
Aber gerade bei diesen embolisch bedingten Insulten haben wir ja mit Thrombozyten-Aggregationshemmern Alternativen. Daher meine ich, daß man in der Tat dann eine chirurgische Therapie ablehnen muß, wenn zusätzliche Risikofaktoren bestehen. Aber bedauerlicherweise verfügen wir bislang nur über keine ausreichenden Kriterien für die differentialtherapeutische Entscheidung.

Heidrich:

Das ist ein wichtiger Aspekt für den Problemkreis der Carotisstenosen. Gilt diese Differenzierung aber auch dann, wenn wir keine Stenose, sondern lediglich einen ulzerierten ödematösen Plaque an der Carotiswand bzw. ein Ulcus mit einer aneurysmatischen Ausweitung haben. Bekommt hier die gefäßchirurgische Indikation einen anderen Stellenwert?

Dorndorf:

Nein. Ich sehe da keine Alternative. Ulzerierende, irregulär-konfigurierte Plaques können ebenso zu zerebralen Symptomen führen wie die Stenosen und sind damit gleichfalls eine Indikation zur Gefäßoperation, und ich möchte in diesem Zusammenhang ergänzen, weil

ich das noch nicht gesagt habe, daß Aggregationshemmer
und Antikoagulantien für mich immer dann in Frage kommen, wenn Patienten nach Auftreten einer ersten TIA auf
eine Gefäßoperation noch warten müssen.

Heidrich:
Lassen Sie mich noch ein letztes wichtiges Thema ansprechen: Welche therapeutischen Konzeptionen sind ein-
zuschlagen, wenn wir eine Carotisstenose einer Seite
und einen Verschluß der anderen Arteria carotis mit einem typischen TIA haben. Herr Reimer, ist das für Sie
eine Operationsindikation oder Anlaß zu einer konservativen Therapie?

Reimer:
Operationsindikation.

Stockmann:
Absolute Operationsindikation.

Sebold:
Ich muß sagen, diese Frage hat sich seit Jahren schon
beantwortet: Eine klare Operationsindikation. Das auch
deshalb, weil sich auch bei solchen Situationen die
Letalität nur im Rahmen von 2 - 3% bewegt. Ich verstehe
überhaupt nicht, weshalb hier Skepsis aufkommt.

Heidrich:
Ich glaube, daß für eine etwas resignative Einstellung
die Tatsache verantwortlich ist, daß Carotischirurgie
inzwischen an vielen Kliniken durchgeführt wird, die
keine spezifischen Erfahrungen haben, dort mit einer
höheren Operationsmortalität gerechnet werden muß und
darüberhinaus die Indikationsstellung nicht immer nach-
vollziehbar bleibt. Denn es ist kein Zweifel, daß so
niedrige Letalitätszahlen, wie Sie sie nennen, nur dort
zu erreichen sind, wo gezielt Gefäßchirurgie betrieben
wird.

Hertel:

Für einen Neurologen kommt dann Resignation auf, wenn 30 Jahre lang eine Operation durchgeführt wird und, wie Herr Reimer sagte, bis heute keine Statistiken über die Effizienz vorliegen. Hier verlangen wir zunächst glaubhafte Zahlen der Gefäßchirurgen. Das gilt natürlich noch mehr für die asymptomatische Carotisstenose. In den letzten Jahren ist zumindest in Berlin eine Jagd auf Gefäßgeräusche ausgebrochen. Es gibt kaum einen Patienten, der die Chance hat, mit Magenbeschwerden zum Arzt zu gehen und nicht gleichzeitig an der Carotis auskultiert zu werden.

Und findet man ein Geräusch, wie mir das bei einem Patienten mit einer schwer dekompensierten Lebererkrankung passiert ist, wurde natürlich gedopplert und anschließend gedrängt, sich angiographieren und operieren zu lassen, obwohl der Mann nie zerebrale Symptome hatte. Solche Fälle habe ich in den letzten 3 Jahre mehrfach gehabt, und dann wird vielleicht auch verständlich, warum sich Zurückhaltung ausbreitet.

Vogt:

Ich möchte das ergänzen, Herr Hertel, was Sie gesagt haben. Denn ich habe 1966 im Klinikum Charlottenburg Berlin genau das gleiche Round-Table-Gespräch mitgeführt.

Damals gab es überhaupt keinen Zweifel, daß operiert werden mußte. Überhaupt keinen. Und kein Vertreter der konservativen Fächer hat gewagt, das in Zweifel zu ziehen. Inzwischen ist einige Zeit vergangen und die Erfolge sind doch offenbar nicht so, wie man sie sich vorgestellt hat.

Stockmann:

Der Schlaganfall ist die dritthäufigste Todesursache in der Bundesrepublik. Die vergeblich oder überflüssig operierte Carotisstenose ist sicherlich nicht zahlenmäßig in irgendeiner Weise damit zu vergleichen. Ich

will damit sagen: Ich finde es sinnvoller, wenn man
eine Prophylaxe gegen dieses Schicksal des Schlaganfalles in der Hand hat und sie auch anwendet. Wobei
selbstverständlich zu fordern ist, daß derjenige, der
operiert, es auch kann. Das war 1966 sicherlich noch
nicht der Fall, denn noch 1969 wurden nur 10 Carotiden
im Jahr im Klinikum Charlottenburg operiert.

Heidrich:
Lassen Sie mich noch ein wichtiges klinisches Alltags-
problem ansprechen, das sicherlich mit in die philosophische Konzeption zur Operationsentscheidung von
Herrn Brock hineinreicht. Was machen wir, was macht der
Neurologe, der Gefäßchirurg und der Internist, wenn
eine Carotisstenose oder ein Carotisverschluß mit kom-
plettem Hirninsult, einer peripheren neurologischen
Restsymptomatik, aber kein ausgeprägtes hirnorganisches
Psychosyndrom vorliegen. Würden Sie dann operieren oder
nicht?

Reimer:
Ich würde im Stadium 4 nicht operieren.

Stockmann:
Ich würde dann operieren, wenn mir eine Verbesserung
des menschlichen Schicksals möglich erscheint.

Brock:
Ich glaube, die Frage ist falsch formuliert. Herr Reimer hält von der Operation nicht viel. Aber das muß man
respektieren. Ich möchte von ihm wissen, ob er einen
Patienten, der einen Complete Stroke hat, behandelt
oder nicht.

Reimer:
Behandeln auf jeden Fall. Denn ich glaube, es ist un-

ärztlich, in einer solchen Situation nicht zu behandeln.

Brock:
Da haben wir uns falsch verstanden.
Ich meine, ob sie ihn gefäßaktiv behandeln werden, um z.B. zu verhindern, daß der Hemiplegiker noch aphasisch wird.

Reimer:
Nein, das würde ich nicht. Ich mag auch kurz ergänzen, daß ich die konservative Therapie nicht für die bessere halte, sondern ich halte die Tatsache, daß die Operation vorgibt, jemanden heilen zu können, für unbewiesen. Ich habe den Eindruck, daß es die gleiche Euphorie im Carotisbereich bei den Gefäßchirurgen gibt, wie in den 60er Jahren im Femoralarterienbereich. Inzwischen weiß man aber, daß die Amputationsquote bei femoral operierten Patienten höher ist als bei Nichtoperierten.

Heidrich:
Herr Dorndorf, lassen Sie ein Stadium 4 mit einer mäßigen Restitutio operieren, wenn eine Carotisstenose vorliegt?

Dorndorf:
Das ist sicher eine sehr strittige Situation. Ich würde einem hemiplegischen und gleichzeitig aphasischen Patienten nicht zu einer Carotisoperation raten, aber wenn sich jemand vom Schlaganfall erholt und nur noch einen geringen Defekt zurückbehält, dann ist eine Operation durchaus eine Überlegung wert.

Heidrich:
Herr Vogt, lassen Sie Patienten mit einem Complete Stroke und geringer Besserung an der Carotis operieren?

<u>Vogt</u>:
Nein.

<u>Marx</u>:
Ich würde jemanden mit einem schweren Defektbild, einer
schweren Hemiparese auf einer Seite und fehlenden Aphasie zu einer Operation raten, wenn die Aphasie fluktu-
iert. Beim Carotisverschluß käme ein extra-intrakrani-
eller Bypass, bei der hochgradigen Stenose eine Endarteriektomie infrage.

<u>Heidrich</u>:
Meine Damen und Herren, das Ergebnis der Diskussion
scheint mir im Kern besser als es zunächst aus diver-
genten interdisziplinären Vorstellungen zu erwarten
war. Zumindest in zwei wichtigen Punkten denke ich, daß
die Unterschiede nicht mehr so groß sind wie sie am
Anfang waren: Die asymptomatische Carotisstenose kann
mit allem Vorbehalt zunächst als eine Indikation zu
konservativer Therapie mit Thrombozyten-Aggregationshemmern angesehen werden, wenn sie nicht filiform ist.
Filiforme Carotisstenosen und Embolisationen bei
Carotisstenosen sollten immer eine Indikation zu
gefäßchirurgischer Intervention darstellen. Treten
transitorisch-ischämische Attacken auf, ist doch wohl
primär an eine Gefäßrekonstruktion zu denken. Unabhängig von der Frage, ob eine hämodynamische Wirksamkeit
nachgewiesen wird oder nicht. Das klinische Bild muß
entscheiden. Kommt eine Carotisdesobliteration nicht
infrage, kann auch hier eine Thrombozyten-Aggregations-
hemmung vorgenommen werden. Das ist sicher auch die
Therapie der Wahl für die Zeit zwischen dem Auftreten
eines TIA und einer möglichen Operation. Die Frage, ob
man nach einem kompletten Hirninsult mit Restsymptomatik eine Carotisstenose im postapoplektischen Verlauf
operativ angehen soll oder nicht, ist divergent beantwortet worden und macht sicher individuelle ärztliche

Entscheidungen erforderlich. So ist auch die philosophische therapeutische Strategie von Herrn Brock zu verstehen und zu begreifen. Sie zeigt zugleich, daß jede Therapie im supraaortalen Bereich eine interdisziplinäre Entscheidung sein muß, wenn sie zum Nutzen des Patienten angewendet werden soll. Die nächsten Jahre werden nach Abschluß der inzwischen begonnenen kontrollierten Studien über die Therapie der asymptomatischen Stenosen weiterführen und uns Anlaß geben, erneut eine aktuelle Standortbestimmung in diesem Kreise vorzunehmen, die uns diesmal von Herrn Dr. Weidner, Herrn Woelke und Herrn Dr. Merettig von der Firma Albert-Roussel ermöglicht wurde, denen ich für ihre uneigennützige großzügige Unterstützung dieses Symposiums ganz herzlich danke.